肌肉·少了也是病

肌少症防治图解

杨 茗 吴锦晖 主编

科学出版社

北 京

内 容 简 介

本书基于多位老年科医师、康复医师、临床营养师和中医师多年以来筛查、诊断、预防和治疗肌少症的宝贵临床经验，深入浅出地介绍了肌少症的来龙去脉，并配以丰富有趣的插图，可读性强，易于理解。

肌少症并非老年人的"专利"，很多中青年人可能也患有肌少症，并且更加隐匿。因此，本书不仅适合老年人阅读，也适合中青年，尤其是职场人士阅读，可帮助大众提高对肌少症的认识，更好地预防和应对肌少症。

图书在版编目（CIP）数据

肌肉少了也是病：肌少症防治图解 / 杨茗，吴锦晖主编 . —北京：科学出版社，2023.9

ISBN 978-7-03-076321-1

Ⅰ . ①肌⋯ Ⅱ . ①杨⋯ ②吴⋯ Ⅲ . ①肌肉疾病－防治－图解 Ⅳ . ① R685-64

中国国家版本馆 CIP 数据核字（2023）第 169633 号

责任编辑：马晓伟　王先省 / 责任校对：张小霞
责任印制：肖　兴 / 封面设计：龙　岩

科 学 出 版 社 出版

北京东黄城根北街 16 号
邮政编码：100717
http://www.sciencep.com

北京九州迅驰传媒文化有限公司印刷
科学出版社发行　各地新华书店经销

*

2023 年 9 月第 一 版　开本：880×1230　1/32
2025 年 1 月第三次印刷　印张：8 1/4
字数：168 000
定价：58.00 元
（如有印装质量问题，我社负责调换）

编者名单

主　编　杨　茗　吴锦晖

副主编　胡晓宜　蒋佼佼

编　者（按姓氏笔画排序）

　　　　　王任杰　四川大学华西医院

　　　　　付　彦　四川大学华西医院

　　　　　代水平　四川大学华西医院

　　　　　刘　颖　四川大学华西医院

　　　　　刘龚翔　四川大学华西医院

　　　　　李思远　四川大学华西医院

　　　　　李蕊岑　四川大学华西医院

　　　　　杨　茗　四川大学华西医院

　　　　　吴锦晖　四川大学华西医院

　　　　　辛　宝　陕西中医药大学第二附属医院

　　　　　宋　娟　四川大学华西医院

　　　　　宋沁泽　陕西中医药大学第二附属医院

　　　　　张罗颖　成都上锦南府医院

　　　　　胡晓宜　四川大学华西医院

　　　　　蒋佼佼　四川大学华西医院

　　　　　景小凡　四川大学华西医院

插　画　谢雯婷　四川传媒学院

前　　言

心肺决定生命长度　肌肉决定生命宽度

长久以来，人们对老年人变瘦，力量和运动能力下降习以为常，认为这是衰老的正常表现。1988年，美国塔夫茨大学的Rosenberg教授在一次会议中提到肌肉随着年龄增长而减少的现象如此普遍，对健康的影响也如此明显，为什么我们不给予更多的关注呢？随后他用希腊语词根创造了单词"sarcopenia"（肌少症）来描述这一现象。肌少症这一名称被提出后沉寂了许多年，1998年开始有学者研究肌少症，直到2010年欧洲肌少症专家共识颁布，肌少症的相关研究才进入快车道。

我从2011年开始从事肌少症的研究，迄今已逾十年。我们团队在肌少症研究领域持续深耕，得到了国际同行的认可。肌少症领域重要的几个国际专家共识——2018 ICFSR国际临床实践指南：肌少症的筛查、诊断和管理，亚洲肌少症工作组2019年报告（AWGS 2019），日本肌少症指南2018，2022澳大利亚和新西兰肌肉减少症和衰弱研究协会（ANZSSFR）共识指南：肌少症的预防、诊断和管理，2022欧洲临床营养和代谢学会（ESPEN）/欧洲肥胖症研究学会（EASO）共识声明：肌肉减少性肥胖的定义和诊断标准等都引用了我们的研究成果，作为指导临床实践的证据。

十多年来，医疗界对肌少症的认识飞速发展，肌少症相关研究也呈指数级增长。2016年，世界卫生组织正式将肌少症认定为一种疾病。目前肌少症研究已经从老年科快速扩展到内分泌科、肾内科、普外科、肝脏外科、肿瘤科、临床营养科等众多学科领域。然而，多年的临床经验告诉我们，大众尚未认识到肌肉对健康的重要性，对肌少症的认识还普遍不足。有感于此，我邀请长期从事肌少症临床和科研工作的专家共同编撰了本书。

本书凝结了多位老年科医师、康复医师、临床营养师和中医师多年以来筛查、诊断、预防和治疗肌少症的宝贵临床经验，深入浅出地介绍了肌少症的来龙去脉。由衷希望本书的出版能帮助大众提高对肌少症的认识，更好地预防和应对肌少症！

心肺决定生命长度，肌肉决定生命宽度！保持良好的心肺功能可使您更加健康长寿，而保持强壮的肌肉将帮助您拓展生命的宽度，让您即使到老年也能保持旺盛的精力和体力，并拥有更好的生活质量！值得注意的是，肌少症并非老年人的"专利"，很多中青年人其实也患有肌少症，而且通常和肥胖这个"帮凶"结伴而行（即所谓的肌少症性肥胖），因此也更加隐匿。因此，本书不仅适合老年人阅读，也适合繁忙的职场人士。

感谢四川大学华西医院老年医学中心、康复医学中心和临床营养科的各位同仁为本书付出的心血！感谢陕西中医药大学第二附属医院的辛宝教授，他从中医药膳的独特视角为读者提供了肌少症的防治经验！特别感谢插画师谢雯婷，她的插画为本书有些严肃的内容平添了几许活泼的气息！

　　最后，本书的出版获得了国家重点研发计划项目（2018YFC2002100）的资助，在此一并致谢！

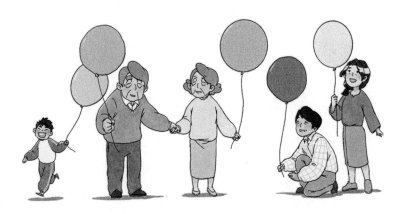

杨　茗

2022年寒露于华西坝

目　　录

第一章　肌肉——熟悉的"陌生人" ················· 1

一、当我们谈论肌肉时，我们在谈什么 ············· 2

二、肌肉的门道 ································· 12

三、肌肉少了也是病 ··························· 16

肌肉小贴士 ································· 19

第二章　肌少症是什么 ····················· 26

一、肌少症究竟是什么 ······················· 28

二、肌少症的健康风险 ······················· 33

肌少症小贴士 ······························· 38

第三章　为什么会患肌少症 ················· 44

一、无法改变的原因 ························· 48

二、可以改变的原因 ························· 56

风险小贴士 ································· 65

第四章　什么时候要怀疑患有肌少症 ········· 70

一、肌少症的表现：日常生活中的"信号" ········· 71

v

二、发现上述信号后应该怎么办 ················· 74

　　筛查小贴士 ······································· 80

第五章　怎么确诊肌少症 ····················· 82

一、确诊肌少症需要做哪些检查 ················· 83

二、如何确诊肌少症 ····························· 89

三、为了确诊肌少症，还需要排除哪些疾病 ········· 89

四、确诊肌少症后需要做哪些检查 ················· 90

　　诊断小贴士 ······································· 92

第六章　患了肌少症怎么办 ····················· 95

一、改善不良生活方式 ··························· 96

二、运动治疗 ··································· 98

三、营养治疗 ··································· 105

四、未来可能有哪些肌少症治疗药物 ············· 112

五、还有其他治疗肌少症的方法吗 ··············· 115

　　治疗小贴士 ······································· 118

第七章　如何预防肌少症（营养篇）········· 122

一、营养筛查和评定 ····························· 125

二、预防肌少症的营养建议 ····················· 129

　　营养小贴士 ······································· 148

vi

肌肉少了也是病

肌少症防治图解

第八章　如何预防肌少症（康复运动篇）··········158

一、运动前需要自我评估·······················160

二、运动前准备工作··························163

三、如何进行有氧运动·······················177

四、如何进行抗阻训练·······················184

五、不适合运动怎么办·······················195

六、如何避免运动损伤·······················198

运动小贴士································200

第九章　家里有肌少症患者怎么办··············204

一、家人疑似患有肌少症该怎么办·············205

二、给肌少症患者一个安全舒适的家·············209

三、肌少症患者的照护·······················228

照护小贴士································232

第十章　哪些药膳有助于防治肌少症···········241

一、传统中医如何认识肌少症·················242

二、"药食同源"/"药食两用"——有助于预防肌少症

的食材································244

三、有助于防治肌少症的药膳·················247

中医药膳小贴士····························250

第一章

肌肉——熟悉的"陌生人"

一、当我们谈论肌肉时，我们在谈什么

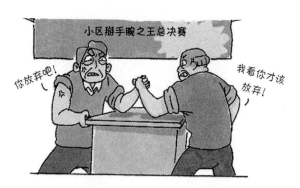

肌肉松弛和肌肉收缩时，肌肉的状态完全不同

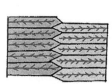

肌肉是由肌纤维
紧密连接而成

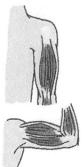

肌肉松弛时
连接也会比较
松弛

肌肉收缩时
连接就会立刻
紧扣在一起

在日常生活中我们经常提到"肌肉"这个词。很多人可能有这样的经历，体检时进行人体成分分析检查，结果提示您可能需要"增肌"；当您去健身房时，教练告诉您需要锻炼核心肌肉群、肱二头肌、臀大肌等。可是您真的了解"肌肉"吗？当我们谈论"肌肉"时，究竟在谈什么呢？下面让我们重新认识一下"肌肉"这个熟悉的"陌生人"吧！

1. 肌肉是运动器官

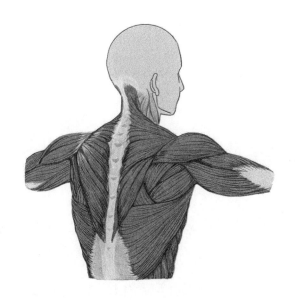

我们全身有600余块肌肉,其总重量约占体重的40%,是肌肉让我们的身体能运动,让我们的上肢和下肢能移动,让我们能眨眼、说话,还让我们的胃肠和心脏能工作。

我们的身体有3种肌肉,即骨骼肌、心肌和平滑肌。其中,骨骼肌受我们的意识控制,因此也称"随意肌"。骨骼肌一般跨过一个或几个关节,两端可分别附着于一块或几块骨骼,也可附着于韧带、筋膜与皮肤。肌肉收缩牵引所附着的骨骼,以关节为支点产生运动,或直接牵动皮肤产生运动。日常生活中我们实施的各种动作,小到一颦一笑,大到旋转、跳跃,都离不开骨骼肌的作用。

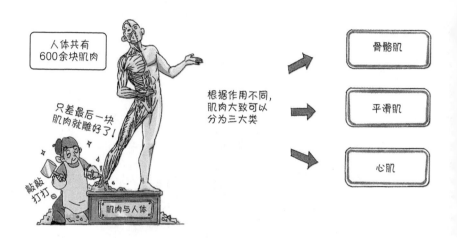

人体共有600余块肌肉

只差最后一块肌肉就雕好了!

敲敲打打

肌肉与人体

根据作用不同,肌肉大致可以分为三大类

骨骼肌

平滑肌

心肌

骨骼肌最重要也最特殊的一个功能是"收缩"。骨骼肌收缩可以让我们做很多事情,我们能有意识地指挥骨骼肌,如骨骼肌收缩(大多数情况下长度会变短),产生移动。骨骼肌工作时需要找"同伴",一块骨骼肌收缩时,它会连同骨骼向某个方向拉动,这时另外一些作用相反的骨骼肌就会舒张(大多数情况下长度会变长)。而这些作用相反的骨骼肌收缩时,又会将这块骨骼拉回来。例如,肱二头肌和肱三头肌是上臂的一对肌肉,当我们要把食物送到口中时,肱二头肌就会收缩;当我们要将筷子从嘴边拿开时,就该肱三头肌收缩了。又如,大腿肌肉能产生巨大的力量,让我们能跑步;双手复杂而细小的肌肉能产生繁复的运动,让我们能弹奏出美妙的乐曲。骨骼肌通过收缩作用使其附着的关节、骨骼发生移动而产生运动。最常见的情况就是骨骼肌的两端分别附着于不同的骨骼,其中一块为固定骨骼(定点),另一块则为移动骨

骼（动点）。通常情况下我们运动时相对接近身体中心的骨骼为定点，而远端的骨骼为动点；但当一块骨骼因某种原因固定时，则

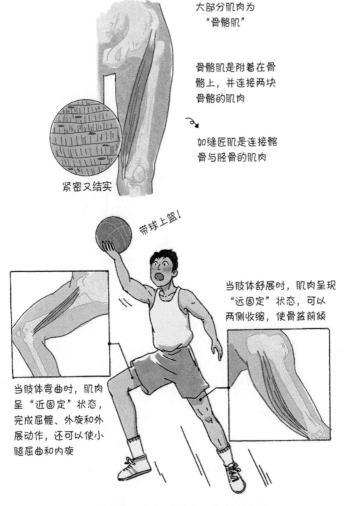

大部分肌肉为
"骨骼肌"

骨骼肌是附着在骨
骼上，并连接两块
骨骼的肌肉

如缝匠肌是连接髋
骨与胫骨的肌肉

紧密又结实

带球上篮！

当肢体舒展时，肌肉呈现
"远固定"状态，可以
两侧收缩，使骨盆前倾

当肢体弯曲时，肌肉
呈"近固定"状态，
完成屈髋、外旋和外
展动作，还可以使小
腿屈曲和内旋

正是骨骼肌使我们能完成日常的行为动作

相对可移动的骨骼为动点。例如，臀中肌两端分别附着于髂骨与股骨，以髂骨为定点，股骨为动点，那么相对于髂骨，股骨向一侧抬高，这就是侧抬腿运动；而当直立时，以股骨为支撑点，而近端骨髂骨相对移动时，则发生侧弯腰运动。

骨骼肌分为肌性和腱性两部分。肌性部分可以收缩，主要由肌纤维构成。腱性部分由致密结缔组织构成，不能收缩，可传导力。骨骼肌通常通过肌腱附着于骨骼上。通常骨骼肌近端的附着点为起点，远端附着点为止点。一块骨骼肌可以有多个起点（如指浅屈肌），也可以有多个止点（如骨间肌）。骨骼肌的起点与止点之间只跨越一个关节时，称为单关节肌，它的收缩只使一个关节运动；而当其跨越多个关节时，称为多关节肌，它的收缩使多个关节运动。骨骼肌收缩会拉近附着点之间的距离，阻止附着点相互靠近的力称为拮抗力。

骨骼肌除了可以收缩，还具有弹性，这种弹性是一种被动的运动方式。我们可以在一定限度内通过拉长骨骼肌各附着点之间的距离，使骨骼肌拉伸，这种拉伸运动的方向与骨骼肌本身的运动方向是相反的。这也就是为什么在运动后，可以通过拉伸运动使骨骼肌得以放松。

另一种肌肉是平滑肌，它参与控制人的消化和呼吸，也是构成胃肠道的重要成分。平滑肌的力量虽然比骨骼肌小一些，但它不需要我们有意识地控制就可以自主工作。还有一部分平滑肌在血管壁内，由它参与构成的动脉和静脉组成了身体内运输血液的管道。大多数平滑肌都很细，就像细线一样。正是由于这些平滑肌的工作，食物残渣才能排出体外，血压也才能保持稳定。胃肠也需要平滑肌，它们反复收缩和舒张所产生的运动帮助我们将摄入的食物研磨成食糜。饥饿时发出的咕噜声也是胃肠道平滑肌运动的结果。

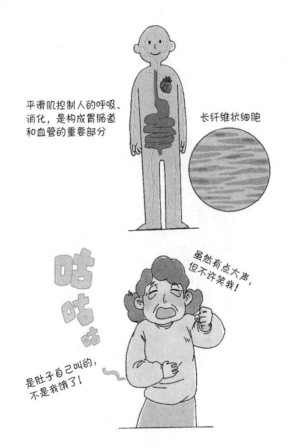

平滑肌控制人的呼吸、消化，是构成胃肠道和血管的重要部分

长纤维状细胞

咕咕咕

虽然有点大声，但不许笑我！

是肚子自己叫的，不是我饿了！

另一种我们无法控制的肌肉是心肌。它是构成心脏最重要的部分。心肌的收缩与舒张使心脏像水泵一样，不断地将血液输送到人体各个器官。心脏不间断地工作是维持生命所必需的。

骨骼肌占人体肌肉的绝大部分，本书主要也围绕骨骼肌展开。

在此后的章节中，如果没有特殊说明，我们提及的"肌肉"均指骨骼肌。

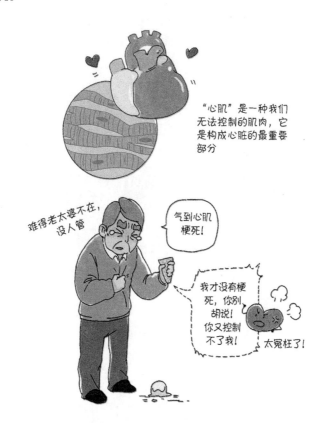

2. 肌肉也是内分泌器官

我们前面已经简单解释了肌肉是如何使人体产生运动。您可能想不到的是，除了运动之外，肌肉还是人体最大的内分泌器官。肌肉具有强大的内分泌功能，其释放的各种小分子物质被称为肌细胞因子（myokine）。目前已经发现了300多种肌细胞因子，这些肌细胞因子犹如一只只"信鸽"，可携带相应信息到达人体各个部位，指挥骨骼肌和其他身体器官完成一项项任务。

下面我们简单介绍一些重要的"信鸽"。

❖ "信鸽"一号：白介素-6（IL-6）

经常听到医生说，多锻炼身体、多运动可以增强免疫力。运动为什么会有这种效果呢？肌肉分泌的IL-6可以促进肾上腺素分泌，从而导致血液循环中免疫细胞数量增多。

我们都知道运动有助于减肥，那大家知道其中的原因吗？运动可以促进新陈代谢，增加热量消耗，从而减缓体内脂肪堆积，更重要的是运动能够使肌肉分泌的肌细胞因子加速"燃烧"人体过多的脂肪，丹麦哥本哈根大学的研究人员证实IL-6在人体脂肪分解的过程中扮演着关键角色。

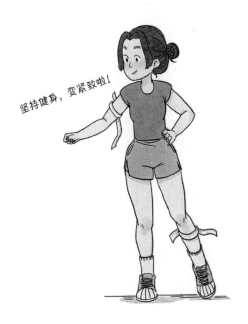

坚持健身，变紧致啦！

抗衰老是永恒的话题，在皮肤美容领域尤其如此。皮肤老化与皮肤细胞内线粒体功能衰退关系密切。线粒体相当于细胞的"发电厂"，为细胞正常运行提供了能量，因此线粒体功能衰退会加速皮肤老化。运动能促进肌肉分泌IL-15，这种"信鸽"可以增加皮肤细胞线粒体的数量及活力，从而延缓皮肤老化，这也许是运动能够使我们保持年轻状态的一个重要原因。

3. 肌肉还是蛋白质存储库和葡萄糖代谢器官

人体的肌肉主要由75%的水、19%的蛋白质、3.5%的可溶性非蛋白和2.5%的脂肪组成，是人体最大的蛋白质存储库。在蛋白质摄入不足时，骨骼肌可分解产生人体必需的氨基酸，供机体合成其他物质，使人免受营养不良的威胁。骨骼肌是消耗葡萄糖的重要器官，对维持血糖稳定至关重要。

4. 肌肉还会影响大脑

我们都知道，人体的自主运动是由大脑控制的。请认真回想一下，当你想伸手拿桌上的杯子时，大脑是如何控制上臂和手部肌肉的。但你知道吗，肌肉反过来也会影响我们的大脑。

运动有益身心健康，很多人运动后感觉神清气爽，不仅如此，科学家已经证实体育锻炼确实能改变大脑的结构和功能。他们发

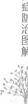

现躯体活动水平较低的老年人在维持6个月的有氧运动或拉伸运动后，其大脑灰质和白质体积均发生了变化。横向对比研究结果也表明，体力活动较活跃的人群，大脑额叶的体积也较大。运动除了能使大脑某些区域的体积增大外，还能使部分脑区的功能增强。在进行6个月有氧训练后，大脑受到刺激时额叶和顶叶的活动会表现得更加活跃。此外，平均年龄80岁的老年人接受1年中等强度运动训练后，间隔2年再让他们接受任务挑战，其大脑前额叶和顶叶的活动仍然活跃。这表明，运动训练导致的大脑活跃程度变化即使在停止运动后仍能持续相当长一段时间。运动训练除了影响个别脑区活动外，还能改变大脑网络。老年人在接受为期1年的塑形训练或中等强度步行训练后，受衰老影响的两个脑网络（默认网络和额叶执行网络）之间的同步性得以增强。

上面我们提到运动可以改善大脑的可塑性，改变大脑某些区域的结构和功能，而这些作用离不开运动时肌肉收缩所分泌的"信鸽"三号——鸢尾素。鸢尾素能透过血脑屏障，作用于大脑，与大脑的神经分化有关。运动训练还会导致肌肉分泌"信鸽"四号——脑源性神经营养因子（BDNF）。BDNF水平升高能促进神经和血管再生，进而提高学习、记忆等认知功能。

5.除了肌肉，身体内还有什么"肉"

除了肌肉，人们在日常生活中还经常提到"肥肉"。人们平时努力锻炼、控制饮食也是为了减掉身上的这些"肥肉",而不是肌肉。

"肥肉"其实就是我们身体中的脂肪组织。脂肪组织并非完全是"反派角色",其也是生命活动所必需的,由脂肪细胞构成。它除了作为机体能量的来源之外,还有隔热和机械性保护作用。一个正常体重的成年人身体中含250亿~300亿个脂肪细胞,而肥胖症患者的脂肪细胞数量最高可增至原有数量的5倍。肥胖还可使脂肪细胞的含脂量增加1.5~2倍,直径增加2~3倍。

脂肪细胞广泛分布于我们体内,但在某些区域更容易聚集。通常皮肤下层、内脏周围及骨髓等处都有大量脂肪沉积,这就是我们通常所说的"储存脂肪"。长期能量摄入过多会导致超重和肥胖,尤其是内脏脂肪增多,不利于健康。脂肪过多还会加速肌肉萎缩和流失。通常认为最适宜的体脂含量,男性为体重的8%~12%,女性为体重的18%~22%。

二、肌肉的门道

我们前面已经对肌肉有了一个比较宏观的认识,肌肉作为身体的重要组成部分,不仅是运动器官,也调控身体热量和能量代谢,还通过分泌肌细胞因子发挥内分泌器官的作用。那么肌肉究竟是如何通过收缩和舒张产生运动的呢?接下来我们就从微观的角度来认识一下。

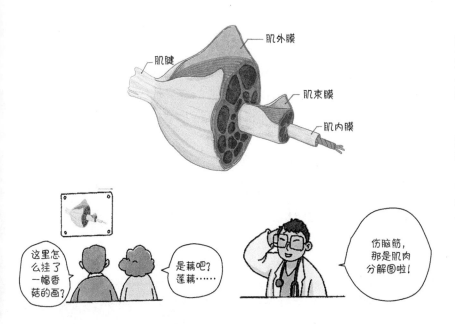

　　如果我们在吃鸡腿时注意观察，就会发现鸡腿红色的肌肉上面其实覆盖着一层白色的膜，而与关节相连接的部分还有一些很致密的白色组织，此结构其实与人体的肌肉结构非常类似。肌肉两端致密的白色组织为致密结缔组织，它构成肌腱或腱膜，不会随肌肉牵引而变形。而覆盖肌肉的一层白色薄膜为疏松结缔组织，它形成筋膜包裹着肌肉，将这块肌肉与其他肌肉分隔开。包裹在整块肌肉外面的结缔组织为肌外膜；深入肌肉内，分隔和包裹不同肌束的结缔组织为肌束膜；肌束内部包裹每条肌纤维的薄层结缔组织为肌内膜。

　　红色的肌肉内又包含很多条状的肌纤维。肌纤维是由细长的圆柱形结构组成，这一结构就是肌原纤维。每个肌原纤维的中心部分包含着肌肉收缩的基本单位——肌节。科学家用高倍放大镜观察发现每条肌原纤维由条纹状肌丝组成，由明带和暗带交替排列。其中暗带为粗肌丝，中间凸起，由肌球蛋白组成；明带为细肌丝，位于肌节两侧，由肌动蛋白组成。在静止状态下，粗肌丝与细肌丝相互分离，当肌肉发生收缩时，两者混合在一起并相互牵引。

　　肌肉收缩时，粗肌丝、细肌丝慢慢靠近并交叉，像十指相扣的双手。完成肌肉收缩后，肌纤维会变得短而粗。从外观来看，整块肌肉也变得短而粗。肌肉通过收缩变短牵引骨骼运动。在肌肉舒张时，粗肌丝、细肌丝向相反的方向滑动。

14

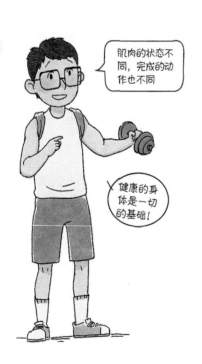

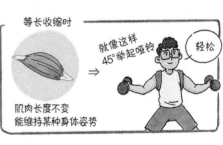

等长收缩时

就像这样45°举起哑铃　轻松

肌肉长度不变
能维持某种身体姿势

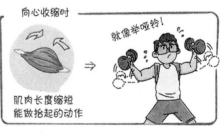

向心收缩时

就像举哑铃！

肌肉长度缩短
能做抬起的动作

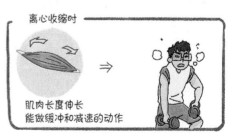

离心收缩时

肌肉长度伸长
能做缓冲和减速的动作

肌肉少了也是病　肌少症防治图解

从外观来看，骨骼肌收缩时整块肌肉的长度可发生变化，也可不发生变化。而根据收缩时肌肉长度的变化情况，我们可以将肌肉收缩分为3种类型，即向心收缩、离心收缩和等长收缩。这几种收缩可以同时发生，也可以按顺序发生。

肌肉收缩时，肌肉长度变短的收缩称为向心收缩。向心收缩时肌肉长度缩短，起止点相互靠近，因而引起身体运动。由于向心收缩可以使起止点相互靠近，因此其是人体得以实现各种位移运动的基础，如屈肘、高抬腿、挥臂等。而且发生这种收缩时，肌肉张力增加出现在前，长度缩短发生在后。例如，举哑铃时，上臂肌肉先变硬、再收缩使我们的肘关节牵动前臂运动。

肌肉在收缩产生张力的同时被拉长的收缩称为离心收缩。例如，下蹲时，股四头肌在收缩的同时被拉长，从而控制重力对人体的作用，使身体缓慢下蹲，起缓冲作用。再如，搬运重物时将重物放下，以及下坡跑和下楼梯等也需要肌肉离心收缩。肌肉离心收缩可防止运动损伤，如从高处跳下时，脚先着地，通过反射活动使股四头肌和臀大肌产生离心收缩。肌肉离心收缩的制动作用减缓了身体的下落速度，避免身体出现损伤。

肌肉在收缩时长度也可以不变，这种收缩称为等长收缩。肌肉等长收缩时由于肌肉长度不变，因而不能克服阻力做机械功。等长收缩有两种情况：①肌肉收缩时对抗不能克服的负荷，如试图拉起根本拉不起的杠铃时，肱二头肌所进行的收缩就是等长收缩。②当其他关节由于肌肉离心收缩或向心收缩发生运动时，等长收缩可使某些关节保持一定的位置，为其他关节的运动创造适宜的条件。要保持一定的体位，某些肌肉就必须做等长收缩。例如，做蹲起动作时，肩带和躯干的某些肌肉进行向心收缩；当蹲下时，肩带和躯干的某些肌肉发生等长收缩以保证躯干的垂直姿势，但腿部和臀部的某些肌肉进行离心收缩。在更复杂的运动中，身体姿势不断发生变化，因此肌肉的收缩形式也不断发生变化。也可以简单理解：即使我们在保持固定姿势不动时，肌肉也需要持续用力，否则我们就会像泥一样瘫倒在地，无法保持姿势。

三、肌肉少了也是病

既然肌肉对保持健康有如此重要的作用，那肌肉减少就可能影响健康，减少到一定程度甚至可能引发疾病（肌少症），进而导致活动减少，日常生活能力下降，患者容易摔倒，甚至使其住院率和死亡率增加。更通俗一点讲，患肌少症的老年人犹如"纸糊的船"，外面看起来似乎没有什么问题，但承受各种应激事件（如感染、手术、急性疾病等）的能力很差，任何"风吹草动"都可能推倒第一张"多米诺骨牌"，导致一系列不良后果。

那么问题来了，下页图中两位老年人，谁可能是肌少症患者，需要接受治疗呢？哪位老年人的生活质量更高呢？

老爷爷和老奶奶都已经70岁啦!
但他们俩有一点点不一样

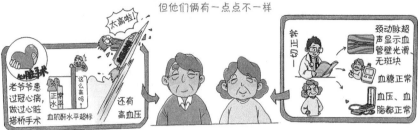

老爷爷年轻时热爱运动

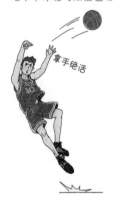

老奶奶年轻时是干练的白领

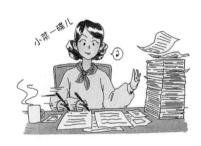

17

老了也每天早起散步,吃得香,睡得好

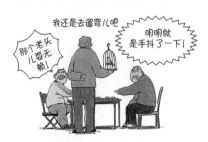

退休之后忽然失去生活重心,
体重莫名其妙下降5千克

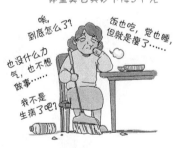

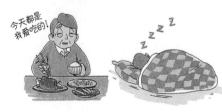

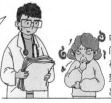

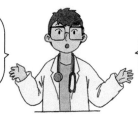

那么，老爷爷和老奶奶谁可能是肌少症患者呢？

从疾病预测的角度，哪位老人生活质量更高，可能更长寿呢？

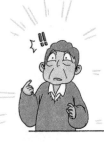

老爷爷患有多种慢性病，且都是重要器官的问题。而老奶奶的身体似乎没有问题，也没有肿瘤性疾病

医生没骗我……

但是！

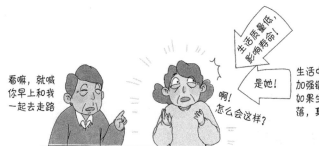

看嘛，就喊你早上和我一起去走路

啊！怎么会这样？

生活质量低，影响寿命！

是她！

生活中应保持良好心态，加强锻炼

如果生活质量低，心情低落，身体健康也会受影响

这些问题似乎难以回答，毕竟医生不是"预言家"，也不是"算命先生"。通常我们会认为更需要照护的是老爷爷，因为他患有很多慢性病，而且大多是重要器官的问题；而老奶奶的情况似乎无关紧要，因为她的重要器官并没有问题，也没有患

18

肌肉少了也是病　肌少症防治图解

肿瘤性疾病。不过从老年医学的角度来看，老奶奶虽然没有躯体疾病，但有明显的乏力、不明原因的体重下降，入院时筛查可能会发现老奶奶握力和步速都很差，极有可能已经存在肌少症。从躯体功能的角度来讲，老奶奶虽然没有器质性疾病，但躯体功能明显比老爷爷差，她的生活质量不如重要器官有问题的老爷爷。

　　本章我们认识了肌肉、肌肉的功能及肌肉对健康的重要性，以及肌肉减少到一定程度可能导致肌少症。接下来我们将为您详细介绍肌少症的发病原因及如何应对肌少症。

💡 肌肉·小贴士

1. 肌肉量达到多少才足够

　　肌肉减少将严重影响我们的健康，那如何才能知道我们体内的肌肉量？肌肉量又应该维持在什么水平才能保证我们的健康？

　　目前已有多种方法可以检测我们体内肌肉的含量，包括计算机断层扫描（CT）、磁共振成像（MRI）、双能X线吸收法（DXA）、生物电阻抗分析法（BIA）、超声等。CT和MRI最准确，但是价格高，CT还具有放射性。DXA与CT相比，具有放射剂量少、测试方便等优点，而且测量结果与CT和MRI一致性较好，是目前测量肌肉量最常用的方法。BIA与CT、MRI、DXA相比，虽然准确度稍差，但测量更简便，而且没有放射性，也是理想的方法。我们平时在社区或医院进行人体成分检测时，多数都是采用BIA，下面我们简单介绍一下这种常用的检测方法。

BIA设备不能直接测量肌肉量，而是基于全身电导率估算肌肉量。受试者在测量前4小时内不能进食、饮水，测量前排空大小便，不做剧烈运动，再静立5分钟，之后脱去鞋袜、厚重的衣物及手表、项链等金属饰品，双足站立于测试平台的足部电极上，双手手掌握住电极，双臂与躯干分开约30°，测试时身体不要移动，测量时间约1分钟。需要注意的是，身体内有金属植入物（如心脏起搏器、人工髋关节等）者不能进行BIA检测。

肌肉量受身高等因素影响差异很大，因此我们通常使用骨骼肌质量指数（SMI）评估一个人肌肉量是否足够。SMI等于肌肉量（kg）除以身高的平方（m^2）。如果采用BIA检测肌肉量，男性SMI $\leqslant$ 7.0kg/m^2，女性$\leqslant$ 5.7kg/m^2被认为存在肌肉量减少。

2.肌肉量多，力量一定大吗

众所周知，肌肉体积与肌肉力量有着密切的关系，肌肉体积的大小可利用肌肉横截面积估计，通常肌肉横截面积越大，肌肉体积就越大，肌肉力量也就越大。体育锻炼或体力劳动在提高肌肉力量的同时，总是伴随着肌肉体积的增加。影响肌肉体积的因素主要有两个：一是单个肌纤维的直径，二是肌肉中肌纤维的数量。体育锻炼特别是有针对性的力量练习可以提高肌肉蛋白的含量，增加蛋白质的合成，既能增加单个肌纤维的直径，又能增加肌纤维的数量。

但是，力量并不是完全由肌肉量决定的。肌纤维分为Ⅰ型肌纤维（红肌纤维）和Ⅱ型肌纤维（白肌纤维），红肌纤维决定耐力，白肌纤维决定力量。每个人出生时，红肌纤维和白肌纤维的比例不同，白肌纤维越多则力量越大。不过，力量和速度练习也可以增加肌肉中白肌纤维的比例。

另外，当我们用力时，并不能动用所有肌纤维，这与神经反射有关。训练有素的人可以动用90%的肌纤维，所以力量大。而一般人只能动用约50%的肌纤维，所以力量小。力量训练也能增强神经反射对肌肉的控制能力。

3. 怎么测量肌肉力量呢

握力是一种简便有效的反映肌肉力量的指标。握力测量容易执行，成本低。握力测量方法：受试者放松，取自然体位，站立于平坦地面上，两脚分开与肩同宽，手臂自然下垂放于身体两侧，一手用最大的力握住握力计手柄进行测量，每侧手臂测量3次，共测量6次，每次测量之间至少间隔30秒。受试者在6次测量时每次尽量用力挤压握力计的手柄3～5秒；通常以6个测量值的最大值为握力值。健康男性的握力值应大于28千克，女性应大于18千克。

4. 肌肉不锻炼，多久会流失

肌肉是"用进废退"的典型代表。例如，反复超负荷刺激下肌肉量及肌肉力量均会增加，抗阻训练后肌肉细胞耗氧能力会提高，有氧训练或慢性电刺激后肌肉抗疲劳能力会提高。相反，肌肉使用减少时（如住院、瘫痪或长期卧床）会出现肌肉萎缩，并导致肌肉的耗氧能力和抗疲劳能力下降。卧床或运动减少时，力量损失的速度快于肌肉量减少的速度，老年人的力量下降速度较年轻人更快，而恢复起来更慢，这可能与老年人蛋白质代谢较慢有关。研究表明，健康年轻人卧床14天，在保证充足蛋白质摄入的条件下，全身肌肉量平均下降0.8千克，其中下肢肌肉量平均下降0.6千克。而健康老年人卧床10天下肢肌肉量会减少约1千克，下肢肌肉力量会下降16%。

　　高强度的抗阻训练能够有效增肌和维持肌肉量，但这并非唯一的方法。一些简单的健身动作也有助于维持肌肉量，如平板支撑、深蹲、俯卧撑等。每天进行20分钟左右的简单徒手训练，也有助于维持肌肉量。

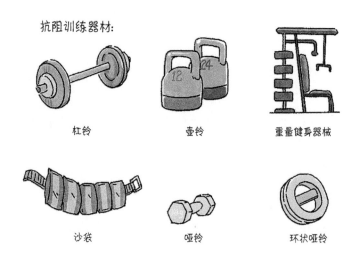

抗阻训练器材：

杠铃　　　　　　壶铃　　　　　重量健身器械

沙袋　　　　　哑铃　　　　环状哑铃

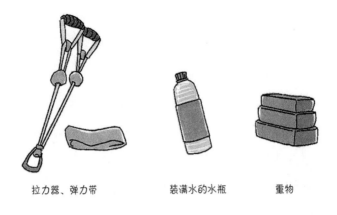

<table>
<tr><td>拉力器、弹力带</td><td>装满水的水瓶</td><td>重物</td></tr>
</table>

5. "有钱难买老来瘦"

日常生活中我们常听人说"有钱难买老来瘦"，意思是上了年纪的人瘦一点会更健康。很多人对此深信不疑，认为年纪大了瘦点好，不会患"三高"，是健康的表现。但是，前面我们已经了解到肌肉对维持身体健康有很重要的作用，因此如果瘦是由于肌肉量减少，那么"老来瘦"可能会带来一系列健康问题。身体瘦弱的老年人很容易疲劳，时常走不动路，拿不起东西，不仅很容易生病，耐受力还差。随着年龄增长，老年人本就更容易发生肌肉质量和力量减少，因此老年人的瘦更应引起我们的关注。

中年以后，肌肉量和肌肉力量随着年龄增长逐渐下降。40岁以上每增加10岁，肌肉量下降3%～5%。如果不运动，肌肉量下降会更加显著。老年人除肌肉质量下降外，肌肉力量下降更为显著。在老年人中肌肉力量下降率是肌肉质量的2～4倍。

肌肉流失不仅是自然老化的结果，各种难以避免的情况（如疾病、住院、卧床等）都会导致"肌肉闲置"，从而加速肌肉流失。不管出于什么原因，任何年龄段如果出现"肌肉闲置"都会引起肌肉萎缩，但这种情况在老年人中发生率更高，程度也更重。对老年人而言，只要连续2周步行距离或步数减少，就会引起肌肉量下降，以及肌肉蛋白合成和肌肉功能状态下滑。伴随肌肉量和肌肉力量的下降，步行速度下降、平衡能力下降、日常生活能力下降、跌倒风险增加、糖尿病和肥胖发生率增加等一系列健康问题也将接踵而至。

肌肉量和肌肉力量与长寿有着密切的关系。肌肉量和肌肉力量保持得越好的老年人，长寿概率越高。如果您有长寿的母亲，并且您有良好的生活习惯，加之不错的肌肉生理储备，那么您很可能会长寿。如果您在遗传上不具备优势，也可以通过增加体力活动、加强肌肉锻炼及养成良好的生活习惯延长寿命。

总之，老年人不能单纯追求瘦，而应该在维持肌肉量的基础上适当控制体重，减少脂肪组织。

（代水平　吴锦晖）

参考文献

布朗蒂娜·卡莱-热尔曼, 2015. 运动解剖书. 张芳, 译. 北京: 北京科学技术出版社.

封飞虎, 凌波, 2014. 运动生理学. 武汉: 华中科技大学出版社.

郭琪, 韩佩佩, 陈小雨, 2020. 老年肌肉衰减综合征的预防与康复. 上海: 上海交通大学出版社.

肌肉少了也是病　肌少症防治图解

王小梅，2017. 肥胖趣事知多少. 绿色中国，477（11）：72-74.

羊惠君，2011. 实地解剖学. 北京：人民卫生出版社.

Giudice J, Taylor JM, 2017. Muscle as a paracrine and endocrine organ. Curr Opin Pharmacol, 34: 49-55.

Pedersen BK, 2019. Physical activity and muscle-brain crosstalk. Nat Rev Endocrinol, 15(7): 383-392.

Yamada Y, 2018. Muscle mass, quality, and composition changes during atrophy and sarcopenia. Adv Exp Med Biol, 1088: 47-72.

第二章

肌·少·症是什么

肌少症是什么？

·肌肉量减少
体重下降，肌肉量减少

用力握拳也
没什么反应……

·肌力下降
握力降低，以前轻松做的事，
现在变得有点困难……

·活动力降低
行动变慢，肌肉支撑性
下降，行走时容易跌倒

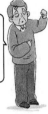

我手臂的
肌肉好像
没有以前
那么有力
了……

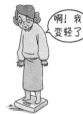

啊！我
变轻了！

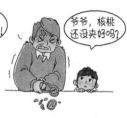

爷爷，核桃
还没夹好吗？

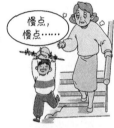

慢点，
慢点……

年轻时，身体状况更加活跃

年老后，身体状况下降

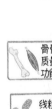

骨骼肌
质量正常
功能正常

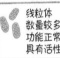

线粒体
数量较多
功能正常
具有活性

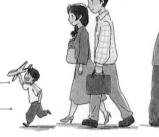

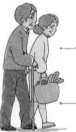

骨骼肌衰老
肌肉减少
功能障碍

线粒体老化
数量减少
线粒体DNA突变、
形态改变、凋亡
增加、自噬受损、
生物合成受损

就像是

树木　　　　　木板　　　　　木制围栏或房屋

鸡胸肉　　　　氨基酸　　　　骨骼肌

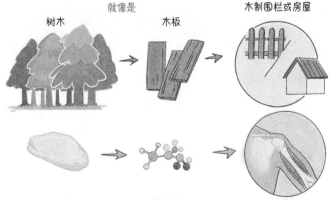

一、肌少症究竟是什么

1. 肌肉生病了吗

退休后的李大妈天天躺在家里沙发上看手机，过着大门不出、二门不迈的日子。半个月前，李大妈在家拖地，脚一滑，半边屁股着地，就这么一下，股骨颈骨折了，到医院诊断为"肌少症、骨质疏松、股骨颈骨折"。日常生活中，我们常用"步履蹒跚、行动缓慢"来形容老年人，甚至有很多人认为这是老年人的一种常态，其实这些容易被忽视的症状常常是肌少症的表现。

肌少症（sarcopenia）又称肌肉衰减综合征、肌肉减少症、骨骼肌减少症或少肌症，是一种与年龄增长相关的肌肉疾病，表现为进展性、广泛性全身肌肉量减少和肌肉力量下降，还常合并躯体功能下降。目前，全世界还没有统一的肌少症诊断标准。根据亚洲肌少症工作组的标准，存在肌肉量减少和肌肉力量下降（或者躯体功能下降）就可以诊断肌少症，如果三者（肌肉量减少+肌肉力量下降+躯体功能下降）同时存在，则为重度肌少症。那么通过什么方法可以诊断肌少症呢？请您阅读本书第五章。

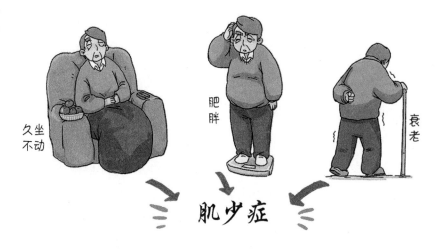

久坐不动　　肥胖　　衰老

肌少症

通过第一章我们已经知道，我们的一举一动、一颦一笑都离不开肌肉。肌肉量减少也必然伴随着行动能力减弱，使我们变得下肢无力、行动迟缓、平衡感差、步态不稳、容易跌倒。另外，肌肉和骨骼就像一对孪生兄弟，终生相伴，肌肉的牵拉负荷对于骨骼的健康至关重要。当肌肉量减少时，骨骼的结构也会发生改变，常容易发生骨质疏松。此时如果再跌倒，则容易发生骨折。

肌少症还会增加老年人的住院率及医疗花费，严重影响其生活质量，甚至缩短老年人的寿命。如果老年人出现了反复的不明原因跌倒，或者总是感觉没有力气，就需要注意是否患有肌少症，尽快到医院就诊。

2. 肌少症患病率

肌少症在不同人群中患病率不同，这可能与不同国家采用的诊断标准不同有关。但总体来看，肌少症在各国老年人群中均具有很高的患病率。研究发现，全球肌少症平均患病率为6%～12%，65岁及以上老年人患病率为14%～33%，而失能和住院老年人肌少症患病率则高达78%。我国的研究也发现，年龄越大，肌少症的患病率越高，80岁及以上老年人肌少症患病率可高达67%。对我国不同地区的人群进行比较，发现西部地区人群的肌少症患病率高于东部地区。现在我国已经步入人口老龄化社会，因此有必要提高大众对肌少症的认识。

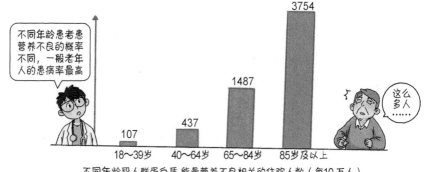

不同年龄段人群蛋白质-能量营养不良相关的住院人数（每10万人）

3. 肌少症分类

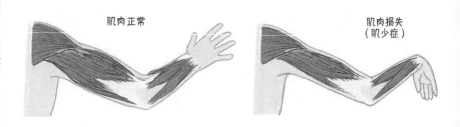

根据病因肌少症可分为以下两大类。

✚ 原发性肌少症

由年龄增长导致，而不是由其他疾病（如糖尿病、慢性肾病等）导致的肌少症，称为原发性肌少症。理论上原发性肌少症的比例应该较高，但由于老年人常同时患多种慢性病（如高血压、糖尿病等），年龄越大的老年人患多种慢性病的概率越高，因此在老年人群中认定原发性肌少症很困难，还有待进一步研究。

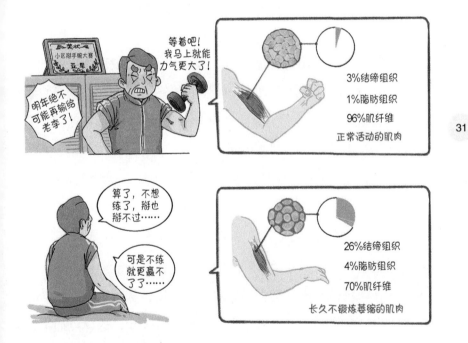

✚ 继发性肌少症

除年龄外，由其他一种或多种疾病导致的肌少症称为继发性肌少症。继发性肌少症根据病因又可分为以下几种类型。

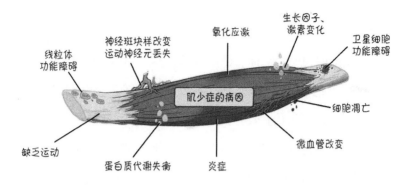

线粒体功能障碍

神经斑块样改变运动神经元丢失

氧化应激

生长因子、激素变化

卫星细胞功能障碍

肌少症的病因

细胞凋亡

缺乏运动

蛋白质代谢失衡

炎症

微血管改变

（1）失用性肌少症：本书第一章已经提到，"用进废退"这一进化论的基本理论在肌肉生理上体现得淋漓尽致。如果久坐不动，则下肢肌肉就容易出现萎缩无力。事实上，研究发现如果连续保持坐位超过1小时，体内负责分解脂肪的脂蛋白脂肪酶就会暂时性失活，肌肉对胰岛素的敏感性也会降低，共同促进脂肪蓄积，糖尿病和卒中（俗称中风）的风险也会显著升高。有些年轻人上班时长时间处于坐位，下班回家后也喜欢"躺平"，变得越来越不爱运动，从而导致肌少症有年轻化的趋势。

（2）营养相关性肌少症：能量、蛋白质、维生素摄入不足与肌少症密切相关。老年人常见的厌食、吞咽功能障碍、消化吸收不良、胃肠道疾病等都容易导致营养不良，从而易引发营养相关性肌少症。年轻人过度减肥也容易导致肌少症，这一点通常容易被忽视。科学健身提倡增肌减脂，因为肌肉负责基础代谢，如果肌肉越来越少，吃得很少也可能变胖。还有一些中老年人担心"三高"，不敢吃肉，结果导致肌肉减少，体脂率不降反升，更不利于"三高"的控制。

肌肉少了也是病

肌少症防治图解

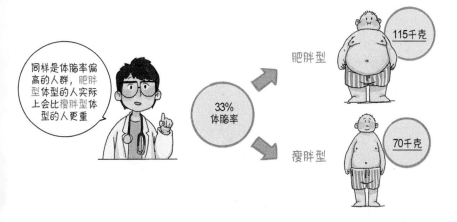

（3）疾病相关性肌少症：许多慢性病与肌少症密切相关，如糖尿病、肝硬化、炎性肠病、慢性肾功能不全、风湿性疾病、恶性肿瘤等。肌少症在这些疾病的患者中发病率更高，但这些疾病与肌少症之间是否有因果关系尚不清楚。

二、肌少症的健康风险

随着肌少症严重程度的增加，它对人体的危害也明显增加：如果肌肉减少10%左右，就可能出现机体免疫功能下降，感染风险增加；如果肌肉减少20%左右，就可能出现肌肉无力，日常生活能力下降，跌倒风险增加，伤口愈合延迟；如果肌肉减少30%左右，就可能出现日常生活能力下降甚至失能，还易发生压疮；如果肌肉减少40%以上，则死亡风险明显增加。

此外，肌少症还与下列健康风险密切相关。

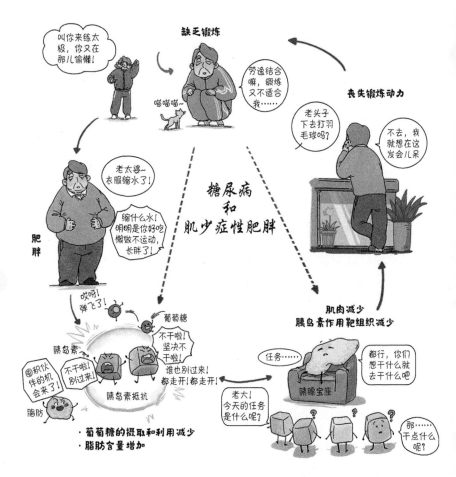

34

中年以后很容易出现肥胖等代谢问题。以前人们把肥胖归咎于吃太多，但运动不足、肌肉减少和基础代谢降低也许才是罪魁祸首。肥胖是体内脂肪过多堆积所致。人们平时比较关心自己的体重，其实体重无法反映体内脂肪情况，因此不能准确反映肥胖。目前世界卫生组织和我国都用体重指数（BMI）定义肥胖。如何计算BMI呢？请参阅本章的"肌少症小贴士"。世界卫生组织将BMI≥25kg/m²定义为超重，BMI≥30kg/m²定义为肥胖。而我国的标准为将BMI≥24kg/m²定义为超重，BMI≥28kg/m²定义为肥胖。但其实BMI也不能准确反映体内脂肪的多少，更好的是用DXA和BIA测量体内脂肪占体重的百分比（即体脂率）。

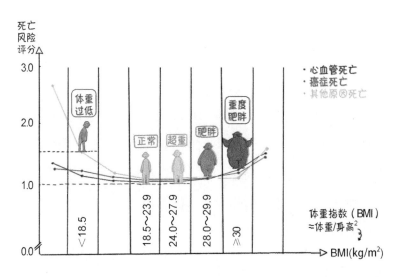

由于肥胖和肌少症都与缺乏运动和饮食不健康有关，两者常伴随出现，这种情况称为肌少症性肥胖。对于肌少症性肥胖患者而言，由于肌肉量减少，体重和BMI都可能在正常范围内，如果利用BMI或者体重诊断肥胖，有很大概率会遗漏这部分患者。

例如，下图中是两张腿部剖面图，红色部分是肌肉，黄色部分是脂肪。左边是正常者，右边是肌少症性肥胖患者，两者腿围相同，体重也相同。所以，不要过于看重体重，肌肉和脂肪的比例才是关键，才能真正决定是否肥胖。

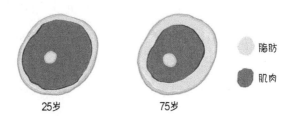

25岁　　　　　　75岁

脂肪

肌肉

2."三高"

随着人们对健康越来越重视，对"三高"（高血压、高血脂、高血糖）也越来越关注。针对21 301名老年人的十多项研究发现，肌少症患者患高血压的风险比普通人高 29%，这种情况在亚洲人中更为明显，可以高达50%。骨骼肌是身体消耗葡萄糖的主力军，因此肌少症还会影响人体血糖调控能力。研究发现，肌少症与糖尿病密切相关，肌少症患者的糖尿病发生风险比普通人高约21%。肌少症性肥胖患者发生糖尿病的风险更高。针对60 118名肌少症性肥胖患者的十多项研究发现，肌少症性肥胖患者患糖尿病的风险比普通人高38%。肌少症还和血脂代谢有关。研究表明，与无肌少症的人群相比，肌少症患者血清甘油三酯水平更高，而高密度脂蛋白胆固醇（一种对健康有益的胆固醇）的水平却更低。

3.骨质疏松和骨折

肌少症和骨质疏松都与年龄相关。肌肉和骨骼的质量通常随着年龄增长而下降。肌少症与骨质疏松常相伴出现，两者可统称为"肌少症性骨质疏松症"。骨质疏松常导致病理性骨折，其中髋骨骨折最常见，如不及时手术，将导致患者长期卧床。一旦卧床，则会引起肌肉失用性萎缩，肌肉力量下降，从而导致肌少症。髋骨骨折常被称为"人生的最后一次骨折"，是老年人致残、致死的重要原因。

另外，肌少症患者较正常人罹患骨质疏松的风险增加1.8倍。由于肌肉和骨骼位置毗邻、相互影响、密不可分，两者任何一方的结构、功能改变均会对另一方造成显著影响，其机制包括力学作用和可能的化学作用两个方面。力学方面，肌肉收缩产生对骨骼的应力，而骨骼也为肌肉提供了附着点和杠杆，支持肌肉；而化学方面，肌肉和骨骼通过一些内分泌途径相互作用和影响。因此，维持肌肉健康不仅能增加肌肉强度，还能减少骨丢失，进一步改善骨强度；反之，维持骨骼健康也有利于提高肌肉力量和强度。

4. 跌倒

肌少症患者通常存在四肢肌肉减少，尤其以下肢肌肉减少明显，肌力减退会影响平衡功能，从而导致其容易跌倒。对10 073名老年人的研究显示，患肌少症老年人发生跌倒的风险是普通老年人的1.5倍。肌少症还会显著增加反复跌倒的风险，美国一项研究显示肌少症患者反复跌倒的风险是非肌少症患者的2倍。

5. 日常生活能力下降

肌少症还会使老年人日常生活能力下降，导致老年人坐立、行走、举物、爬楼梯等各种日常动作完成困难，逐步发展为步履蹒跚、下床困难、不能站立，对于独居老年人，更是增加了坠床等风险。日本一项研究显示，在患肌少症的老年男性和女性中分别有**39%**和**30.6%**出现购物、打电话、管理财务等日常生活能力受损。这不仅降低了老年人的生活质量，而且会增加家人和社会的照护负担。

6. 住院率及医疗费用增加

肌少症还会增加老年人的住院率，并延长住院时间，增加医疗费用。对6276名社区老年人的研究发现，患肌少症老年人未来2年的住院率是普通老年人的1.4倍，平均住院时间延长5天。美国一项研究显示，肌少症患者的平均住院费用比非肌少症患者增加6300美元。欧洲一项研究显示，社区肌少症患者的平均医疗费用比没有肌少症的老年人增加2800欧元/年。

💡 肌·少·症·小·贴·士

1. 什么是体重指数？如何计算

体重指数（BMI）又称体质量指数，是评价人体营养状况的常用指标，反映体型胖瘦程度及蛋白质-能量营养不良与否。计算公式：BMI=体重（kg）/身高的平方（m²）。例如，一个身高170厘米、体重70千克的人，BMI为70÷（1.7×1.7）=24.2kg/m²，属于超重。

我国成人BMI的评价标准见下表。

我国成人BMI评价标准

BMI（kg/m²）	评价
＜16.0	重度蛋白质-能量营养不良
16.0～16.9	中度蛋白质-能量营养不良
17.0～18.4	轻度蛋白质-能量营养不良
18.5～23.9	正常
24.0～27.9	超重
≥28.0	肥胖

俗话说"有钱难买老来瘦"，老年人真的越瘦越好吗？有研究表明，老年人BMI过低会增加营养不良和死亡风险。建议老年人BMI不低于20.0kg/m²，最高不超过26.9kg/m²，因此"千金难买老来肉"才是老年人应当奉行的原则，当然这里的"肉"是指"肌肉"，而非"肥肉"。

2. 原发性肌少症是否为正常衰老的表现

肌少症发病率随着年龄增长而急速攀升，其在老年人中相当常见。由于性激素水平降低、线粒体功能减退等原因，肌肉通常从40岁就开始减少，肌肉质量以每十年约8%的速度流失，而且大腿的肌肉力量减少得更快，每十年减少10%～15%，这是一个正常的自然生理过程。

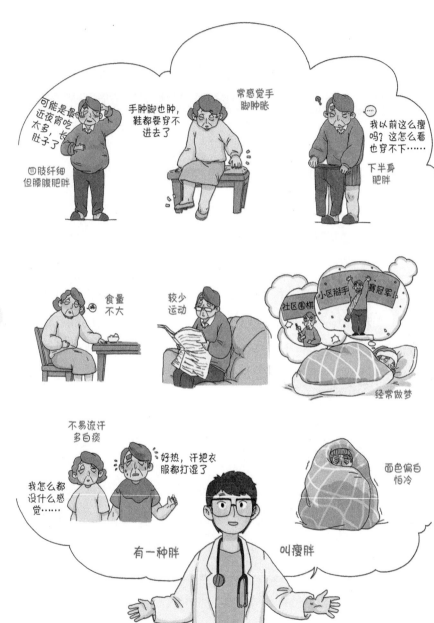

肌肉少了也是病　肌少症防治图解

尽管如此，肌肉量和肌肉力量的下降速度却因人而异。例如，都是70岁左右患高血压、糖尿病等慢性病的老年人，一些人仍然可以跑步、跳舞、爬山，而另一些人却只能在家中被照护甚至需要住院。既然疾病和年龄都相似，那为什么会有截然不同的临床表现呢？这种差异与肌少症密切相关。肌肉量和肌肉力量下降到一定程度时，就会发生肌少症，但这并不意味着肌少症是正常衰老的表现，事实上大多数人到老年并不会患肌少症。

虽然肌肉量和肌肉力量随着衰老而减少是一个自然规律，无法逆转，但仍然可以通过适当的饮食和体育锻炼减缓这一过程。相反，如果生活方式不健康（如吸烟、饮酒、缺乏运动），那么患肌少症的风险也会增加。

3. 只有老年人才会患肌少症吗

肌少症虽然好发于老年人，但并非只有老年人才会患肌少症。你也许看过类似的新闻："年轻女性过度减肥患上肌少症。"例如，一名20岁的青年女性，因为一段时间的节食减肥，体重虽然降下来了，却感觉心悸，疲乏无力，精神差，因此到医院就诊，经医生评估，该女性每天能量摄入过低，蛋白质摄入严重不足，处于营养失衡状态，导致基础代谢下降，肌肉大量分解消耗，最终诊断为肌少症。除了这种极端情况，事实上患肌少症的中年人也不少。葡萄牙一项研究发现，45岁以上的中年人肌少症患病率约为7%。肌少症在肥胖和缺乏运动的中年人群中可能患病率更高，因此我们应该尽早开始纠正不健康的生活方式，如戒烟限酒、适当运动、均衡膳食，这对预防肌少症至关重要。

4. 坚持锻炼是否可以避免患肌少症

积极运动却没有摄入足够的能量及蛋白质，会造成体重降低或肌肉量减少

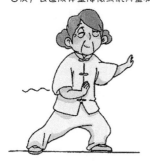

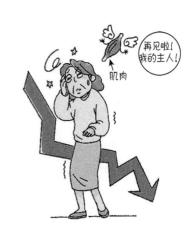

肌肉

再见啦！我的主人！

  是否坚持锻炼就一定不会患肌少症了呢？不一定。并不是保持积极生活方式的人就一定不会患肌少症，经常锻炼的人尽管肌少症患病率很低，但依然有个别人因为体内存在其他引发肌少症的因素而罹患肌少症，具体如下。

  （1）神经细胞退化，由大脑发出的运动信号减弱，运动量不够。

  （2）身体将蛋白质转化为能量的能力下降。

  （3）营养摄入不足，没有足够的能量和蛋白质维持肌肉量。

  （4）基础疾病，如肝硬化、慢性肾功能不全、糖尿病等。

  （5）体内激素水平变化等。

（刘 颖）

参考文献

中华医学会骨质疏松和骨矿盐疾病分会, 2016. 肌少症共识. 中华骨质疏松和骨矿盐疾病杂志, 9（3）: 215-227.

中华医学会老年医学分会, 《中华老年医学杂志》编辑委员会, 2019. 老年人肌少症口服营养补充中国专家共识（2019）. 中华老年医学杂志, 38（11）: 1193-1197.

中华医学会老年医学分会老年康复学组, 肌肉衰减综合征专家共识撰写组, 2017. 肌肉衰减综合征中国专家共识（草案）. 中华老年医学杂志, 36（7）: 711-718.

Chen LK, Woo J, Asantachai P, et al, 2020. Asian Working Group for Sarcopenia: 2019 consensus update on sarcopenia diagnosis and treatment. J Am Med Dir Asoc, 21（3）: 300-307.

Cruz-Jentoft AJ, Bahat G, Bauer J, et al, 2019. Sarcopenia: revised European consensus on definition and diagnosis. Age Ageing, 48（4）: 601.

Shafiee G, Keshtkar A, Soltani A, et al, 2017. Prevalence of sarcopenia in the world: a systematic review and meta-analysis of general population studies. J Diabetes Metab Disord, 16: 21.

第三章

为什么会患肌少症

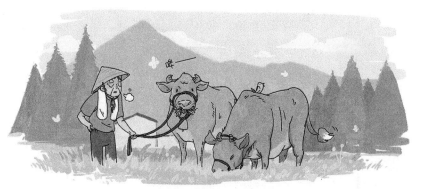

在乡村若没有汽车代步，生活会比较辛苦（环境因素）

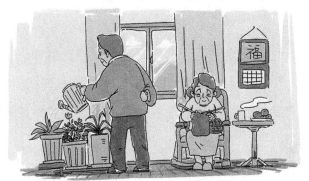

因年事已高，外出机会（参与活动）减少

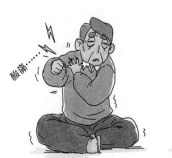

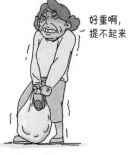

肌肉量、肌肉力量（身心功能）低下

肌肉的生长和衰老自有其规律。人体的肌肉重量通常占体重的35%～45%。肌肉量在30～40岁达到最高峰，若不加以干预，此后每年减少1%～2%，随着肌肉量减少，肌肉力量每年下降1.5%～5%。

目前我国60岁以上老年人口已超2.5亿左右，肌肉萎缩、肌肉力量下降是许多老年人丧失生活自理能力的原因，也是老年人容易跌倒的根源。俗话说"人老腿先老"，在全身肌肉中，腿部肌肉随年龄增长衰减最为明显。60岁以后肌肉量流失加速，肌肉量减少可达30%，70岁时肌肉量下降约40%，许多80岁以上老年人的肌肉量甚至只有年轻人的一半。肌肉不仅是运动器官，还会影响全身的代谢和免疫功能。通常肌肉减少30%，正常功能就会受到影响，全身免疫功能降低，感染风险增加，容易患病。

前面章节我们已经谈到，这种与年龄增长相关的进行性骨骼肌量减少，伴有肌肉力量和肌肉功能降低的表现就是肌少症。在肌少症的早期，肌肉量减少表现为肌肉萎缩，肌纤维变细，腿围变小，患者容易出现疲劳、活动力下降、耐力减退。随着年龄增长，肌纤维逐渐被脂肪替代，肌肉力量也由此变弱，活动速度变慢，显得反应迟钝。

除了年迈的老年人，一些年轻的"宅"人，因为全天静态的生活习惯，缺少运动，也容易患肌少症。甚至，一些保持积极生活方式、坚持健身的人，仍然有可能患肌少症。这是为什么呢？因为肌少症的发生是一个复杂的过程，受众多因素影响。其可能是由于年龄增长导致激素水平变化，如睾酮分泌减少、生长激素水平下降、甲状腺功能减退等导致肌肉量减少和功能下降；也可能是因为消化吸收功能下降导致营养不良，以致肌肉蛋白合成减少；也可能由于卒中或外科手术等原因致使活动受限，肌肉因"用进废退"而萎缩；还可能因慢性炎症、肿瘤等消耗性疾病导致肌少症。在这些因素中，有些是可以改变的，而有些则无法改变。

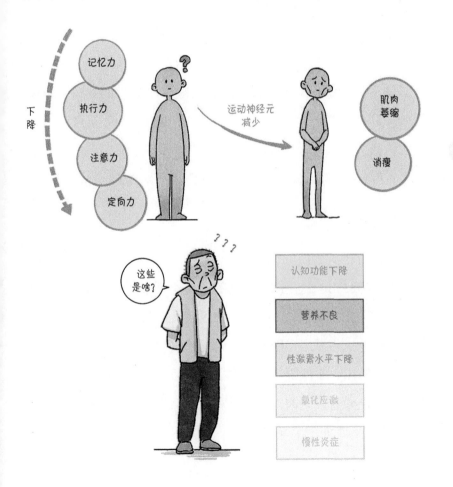

47

一、无法改变的原因

1. 性别

✚ 男性通常比女性更强壮

众所周知，平均而言，男性比女性更强壮，男性力量普遍比女性大。这是由于男性和女性的肌肉量有显著差异，女性的肌肉量占体重的 30%～35%，而男性的肌肉量占体重的40%～50%。肌肉量的性别差异也意味着体脂率（脂肪含量占总体重的百分比）存在性别差异，女性的正常体脂率为14%～24%，而男性则为6%～17%。在健康人群中，女性的体脂率通常高于男性。

✚ 男性力量更强，女性耐力更好

在执行相同强度的任务时，女性通常比男性更能抵抗疲劳，具有更好的耐力。这是因为男性的 II 型肌纤维更多，而女性的 I 型肌纤维更多。II 型肌纤维又称快收缩肌纤维或白肌纤维，收缩所消耗的能量主要来自糖酵解，收缩速度快、力量大，因此有更强的力量输出；I 型肌纤维又称慢收缩肌纤维或红肌纤维，是富含肌红蛋白的有氧肌肉，主要靠有氧代谢供能，收缩速度慢、力量小，但持续时间长，不易疲劳。

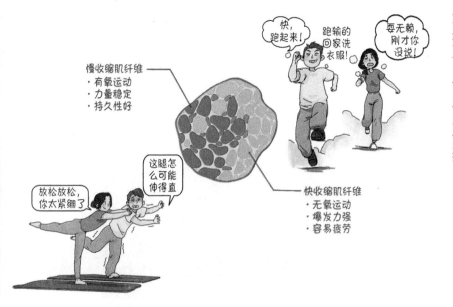

女性的Ⅰ型肌纤维通常比男性多27%～35%，虽然产生的力量可能不大，但可以长时间维持力量，所以女性通常比男性具有更强的耐力和恢复能力。这也可以解释为什么男性更擅长短跑、游泳这类高强度、需要爆发力的运动。Ⅱ型肌纤维可以通过力量训练增粗，而速度训练则能让这两种肌纤维同时增粗。虽然男性在肌肉锻炼上有先天优势，但女性也能通过锻炼增加肌肉量。

老年男性更易患肌少症

随着年龄增长，男性和女性都可能罹患肌少症，但性别差异仍然存在。总体而言，男性肌少症患病率似乎高于女性，这种差异可能与男性年老后雄激素水平明显下降有关。但也有女性肌少症患病率高于男性的报道，这与人群的结构、种族和生活环境有关系。

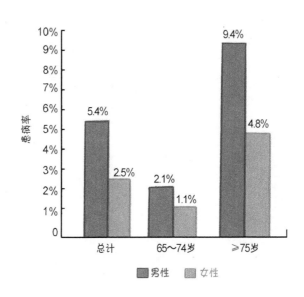

2. 基因

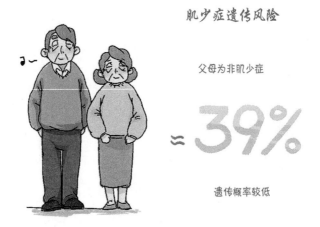

肌少症遗传风险

父母为非肌少症

≈ **39%**

遗传概率较低

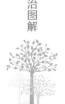

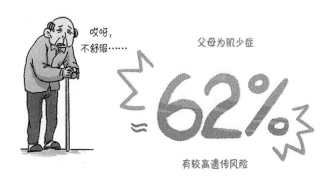

❖ 七分天注定：基因影响肌肉潜力

除性别外，基因对肌肉的影响也许更为明显。以往曾认为，
α-辅肌动蛋白3基因（*ACTN3*）的异常突变能赋予人类短跑天赋。
基因测序公司对此进行了大规模的宣传，美国曾一度盛行检测儿
童的*ACTN3*基因，甚至要对襁褓中的婴儿进行运动生涯规划。但
实际上，众多优秀短跑运动员的*ACTN3*基因完全正常。对于年幼
儿童来说，针对运动能力的基因检测可能毫无价值，因为科学家
们逐渐意识到，像运动能力这样复杂的遗传特征，不可能由单个
基因决定，应该是成千上万个基因相互作用的结果，并且还需要
考虑环境因素的影响。仅仅检测个别基因就对一个人的运动天赋
做出预测，不具备科学的理论依据。对于大多数普通人而言，最
重要的是发现自己喜爱的运动，并从中获得快乐、饱满的精神状
态和更健康的身体！

目前已经发现了200多种与运动能力有关的基因，它们有的

与骨密度和握力有关，有的与大腿肌肉力量有关，有的与腿部垂直起跳能力有关，有的可控制肌肉细胞的供氧能力。针对双胞胎的全基因组关联分析发现，肌少症的发生与遗传高度相关，一些基因变异会增加罹患肌少症的风险。我们用"遗传度"来估计肌肉量和肌肉力量的变异在多大程度上是由遗传因素决定的，其中肌肉力量的遗传度为30%～85%，而肌肉量的遗传度高达45%～95%。也就是说，如果父母都是出色的运动员，那么孩子大概率会拥有优秀的运动基因，反之亦然。

三分靠打拼：运动改变基因状态

基因与生俱来，我们难以改变，但生活习惯可能对基因的作用方式产生重大影响。例如，饮食、紫外线、运动及各种不同的环境刺激都可能影响基因的表达，从而帮助身体更好地适应体内外的环境变化。

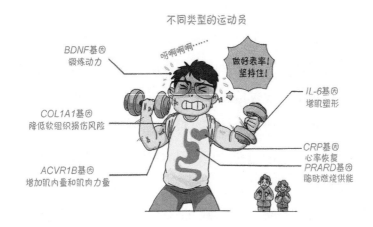

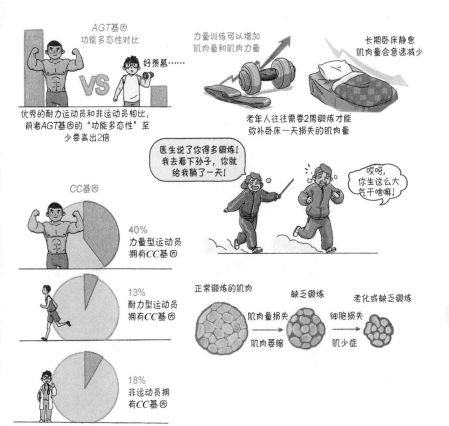

　　较之于肌力训练，有氧耐力运动更有可能改善与代谢相关的基因，影响肌肉表现。有研究将40名34～53岁成年人分为3组。第一组在过去15年中进行跑步或骑行等有氧耐力训练，第二组在过去15年中进行肌力训练，第三组是缺乏运动组。之后研究者收集受试者的肌肉活检样本进行基因测序，检测他们体内2万多个基因的活性。结果发现，与缺乏运动组相比，肌力训练组成员有

26个基因的活性发生了改变，而有氧耐力训练组成员有1000多个基因的活性发生了改变，而且这些基因大多与各种代谢途径的活性增加有关。

其他研究还发现，即使一次20分钟的运动，也有可能改变肌肉活性，提高肌肉的工作效率；1个月的耐力训练就可能明显影响基因活性。有研究者在健康年轻人进行骑行运动前后，对其大腿肌肉组织进行活检，发现运动会使能量代谢有关基因的启动子区去甲基化，促使肌肉细胞更好地获取能量，消耗热量。长期保持相当强度的耐力训练不仅能够使现存的肌肉细胞功能性更强，同时还能改变新生肌肉细胞的代谢状况。

3. 衰老

⊕ 衰老有哪些迹象

衰老是体内各种分子和细胞损伤随着时间推移而累积的结果。随着细胞和器官衰老，身体功能逐渐下降。皮肤衰老的表现最为直观。随着年龄增长，头发变得花白稀疏，皮肤粗糙松弛，色素沉积形成老年斑。对某些器官而言，细胞死亡后不会再有新生细胞，如睾丸、卵巢、肝脏及肾脏，细胞数量会随着衰老明显减少，因此这些器官的功能也会随着衰老而明显衰退。

古有"人老不以筋骨为能"一说，骨骼肌肉系统的衰老常在体型和活动中体现出来，如身高变矮、驼背、行动迟缓。肌肉量和肌肉力量下降从40岁左右就开始了，这种下降可以通过定期运

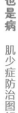

动来延缓。如果经常进行肌肉力量训练，如俯卧撑、仰卧起坐、举哑铃、橡胶带拉伸，肌肉量和肌肉力量会增加。但如果处于长期不动的静息状态（尤其是患病卧床），肌肉量就会急速减少。老年人比年轻人更容易损失肌肉量和肌肉力量，老年人通常需要进行2周的锻炼才能弥补卧床一天损失的肌肉量。

❖ 肌肉是如何随衰老流失的

有些人经常进行高强度的锻炼甚至参加体育比赛，身体非常健壮，但即便是最健壮的人，随着年龄增长也会出现肌肉流失。许多因素都会加速这一过程，如运动神经元减少、Ⅱ型肌纤维萎缩引起肌肉功能下降，或者运动不足、食欲下降、炎症反应增加和性激素分泌下降等。

肌肉是动态平衡的器官，每天都有新的肌纤维合成，也有旧的肌纤维分解。如果蛋白质合成多分解少，肌纤维就会肥大；而如果蛋白质分解多合成少，肌纤维就会萎缩。随着年龄增长，首先便是蛋白质合成能力的下降，肌纤维体积萎缩和数量减少，肌卫星细胞数量减少。"伤筋动骨一百天"，肌肉修复靠的主要是肌卫星细胞。与年轻人相比，老年人肌肉中的肌卫星细胞更少，再生能力也更低，因此肌肉受损后恢复时间更长。再者，肌肉离不开神经元激活，在正常衰老过程中，运动神经元也会逐渐减少，肌肉激活变得困难，故老年人进行阻力运动时常会感到力不从心。

二、可以改变的原因

1. 生活习惯

✚ 运动不足

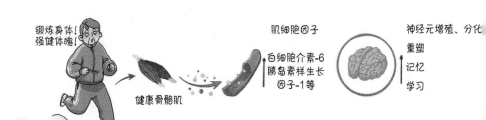

锻炼身体！
强健体魄！

健康骨骼肌

肌细胞因子

白细胞介素-6
胰岛素样生长
因子-1等

神经元增殖、分化
重塑
记忆
学习

　　久坐不动、缺乏锻炼是肌少症最主要的危险因素。700万年前，原始人还和猿类一样，以植物为主要食物。直至后来狩猎行为出现，为了去更远的地方寻找食物，经过数百万年才逐渐演化出有利于直立行走和奔跑的身体结构。这种结构能够在消耗更少能量的情况下，覆盖更大的活动范围，从而扩张栖息地。我们的身体已经适应了这种生活模式，必须有足够的运动才能保持健康，而长期久坐不动的现代生活方式与之并不相符。与以前活动较多的生活方式相比，现代人肌纤维减少和肌肉力量下降尤为明显。即便是专业运动员，退役之后运动量大幅度减少，肌肉量和肌肉力量也会逐渐下降。

肌肉少了也是病　肌少症防治图解

运动不规律、运动强度低和运动项目单一都是肌少症的原因。从调查来看，人们最喜欢的运动是散步、健走（55.2%），其次是慢跑（21.6%）和爬山（13.2%），其他项目如篮球、瑜伽等，不足10%。而这部分规律运动的人群只占总人口的30%，其中大部分是65岁以上的老年退休群体；而中青年人群中保持规律运动者不到20%。老年人自身体力和运动能力都有所下降，如果再因为疾病而长期卧床无法运动，便会出现肌肉萎缩。

✥ 吸烟饮酒

目前医学界一致认为，吸烟、饮酒对健康有害无益。烟酒中含有大量有害物质，如烟草中含有30多种毒性物质，其中烟碱（尼古丁）的毒性最大。即便是二手烟的烟雾，也含有二噁英这类致癌物。酒精是一种中枢神经抑制剂，酒中还含有亚硝胺类致癌物。这些有害物质既会干扰肌肉蛋白质的合成，又会加速肌肉蛋白质的分解，最终导致肌少症发生。

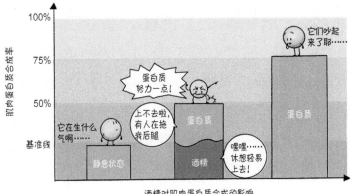

酒精对肌肉蛋白质合成的影响

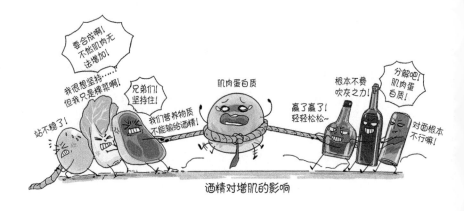

酒精对增肌的影响

✚ 睡眠障碍

"人越老，觉越少"。很多人进入老年后，还会受到失眠的困扰。研究表明，**60%**的老年人存在睡眠障碍，表现为入睡困难、睡眠碎片化、早醒等。还有很多老年人的生物钟会提前，在傍晚六七点时即出现困意，而到凌晨三四点又会醒来。之所以如此，主要是因为随着年龄增长，体内的生长激素和褪黑素分泌量下降。

50岁以后，这种碎片化睡眠与激素失衡相互影响，导致肾上腺皮质功能失调，通过影响糖代谢的方式促进肌肉分解代谢。减少睡眠时间或剥夺睡眠虽然不会引起体重下降，但会改变体内脂肪和肌肉的比例，使脂肪增加，肌肉减少。

值得注意的是，过多的睡眠也不可行！有研究发现在社区老年人中，睡眠时间与肌少症的关系呈"U"形曲线，也就是说，睡眠过多或过少都与肌少症密切相关，每天睡眠8小时左右比较合适。

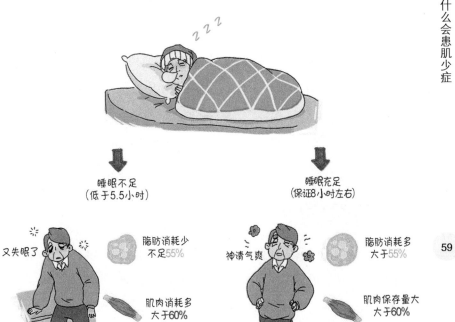

2. 饮食

蛋白质是人体必需的三大营养素之一，对保证身体的各种功能至关重要。蛋白质可以构建和修复肌肉，抑制饥饿感、稳定血糖，还能维持健康的头发和指甲。虽然市面上有各种补充蛋白质的产品，但获取蛋白质的最佳途径仍然是健康的日常饮食。

在天然食物中，动物性食物的蛋白质含量高于植物性食物，如禽、畜、鱼的肌肉中含蛋白质15%～22%，蛋类含蛋白质11%～14%，奶类一般含蛋白质3%～3.5%。植物性食物中，豆类含丰富的蛋白质，特别是大豆，蛋白质含量高达35%～40%，大豆蛋白质在体内的利用率较高，是优质的植物蛋白质来源。谷类含蛋白质8%左右，是我国居民膳食蛋白质的主要来源。一般而言，动物蛋白质的营养价值要高于植物蛋白质。如果为了减肥，长期节食或者饮食结构单一，就会造成营养不均衡甚至营养不良，进而出现蛋白质摄入量降低，导致肌肉流失，这类人群需要高度警惕肌少症发生。

✚ 长期节食

"节食"是指限制食物的分量，从而减少能量摄入。节食可以分为主动节食和被动节食。老年人通常是被动节食，因衰老导致老年人味觉、嗅觉减退，胃排空速度变慢，或者咀嚼吞咽功能障碍，致使老年人的能量摄入无法满足需要。而在年轻人中，节食通常是一种为了减轻体重而主动选择的行为。目前关于间歇性饮食、低糖饮食、生酮饮食的探索方兴未艾。在远古时代，人类祖先只有在捕获猎物后才能进食，断食现象非常普遍。在不同的文化中，间歇性断食的历史也十分悠久。

每日营养摄取

食物组别	份量	原则	所含营养素	每份份量	举例
五谷类	6~8份	未经精制的全麦谷类	碳水化合物和膳食纤维	1片面包 半碗米饭(约130克) 1碗煮熟麦片	面包 糙米饭
蔬菜及瓜类	4~5份	各种蔬菜及瓜类	钾、镁和膳食纤维	半碗菜	菜果沙拉
水果类	4~5份	新鲜水果 没有添加糖分的干果	钾、镁和膳食纤维	1个拳头大 小的水果	香蕉、火龙果、葡萄等
坚果、种子和豆类	3~5份	不加盐/糖的非油炸果仁	镁、蛋白质和膳食纤维	半杯煮熟的黄豆(约15克) 25克坚果	豌豆 芝麻 黄豆
奶类	2~3份	低脂/脱脂奶制品	钙、蛋白质	1杯奶/奶酪 45克芝士	脱脂奶/低脂奶 低脂芝士
鱼、家畜及家禽类	5~6份	瘦肉类、家禽去皮去脂肪 去蛋黄、含ω-3脂肪酸的鱼类	镁、蛋白质	50克肉 30克已煮熟瘦肉类	蒸鱼 炒鸡蛋
油	2~3份	选用植物油、少油烹调	脂肪	1茶匙是植物油	橄榄油 亚麻籽油
盐、糖等	盐不多于一茶匙	减少进食高糖、腌制食品 及过量调味品			

61

值得注意的是，过度节食并不能减少体脂，反而会让其有所增加，使后续减肥变得"难上加难"。在我国的饮食结构中，每天所需能量的60%都是由碳水化合物提供的，因此大多数人减肥的第一选择便是不吃或少吃主食，短期内这确实可以取得比较明显的减重效果，但如果方法不当，不仅储备脂肪被消耗，肌肉也会随着身体消瘦而减少，带来一系列健康问题。

✚ 饮食结构单一

在我国传统文化中，一直有"有钱难买老来瘦"的说法。有些老年人受此影响，刻意减少食量甚至长期吃素；有些老年人因为担心肥胖、"三高"、肾脏疾病，也会长期吃素；还有很多人年老之后牙齿不好，不喜欢吃瘦肉，只喜欢吃肥肉或喝粥和喝汤。这些情况都会导致蛋白质缺乏，引起肌肉流失。我国台湾地区的一项营养状况调查显示，老年人饮食有两大特点，一是吃太少，饮食摄入量常不能满足身体所需的热量和营养；二是营养不均衡，表现为"米饭占比过大、奶喝太少、蔬果缺乏、油脂偏低、坚果摄入量偏低"。

按照中国居民膳食能量推荐摄入量的建议，60岁以上男性每日需要摄入1900～2200千卡能量，女性每日需要摄入1800～2000千卡能量，但在实际调查中发现，65～74岁老年人每日摄取的能量大都低于这一标准。能量供应减少后，一部分蛋白质就会作为能量被消耗，那么真正能够供身体使用的蛋白质也会减少。专家建议老年男性每日的蛋白质摄入量应高于75克，女性应高于65克,但研究表明,约1/3的社区老年人蛋白质摄入不足,养老院和住院老年人中这一比例更高。若长期能量和蛋白质摄入不足,就会发展为营养不良和肌少症,造成老年人肌肉量和肌肉力量损失。

3. 疾病影响

许多慢性病都与肌少症密切相关,如认知障碍、抑郁症、肿瘤、糖尿病、慢性肾病、慢性阻塞性肺疾病等。肌少症和这些慢性病之间相互影响,可能互为因果。

肌少症在认知障碍人群中的患病率比普通人群高,可能是因为认知功能损害导致记忆力、执行力、注意力和定向力都弱于正常人,身体活动不足,进而引起肌少症。再者,在认知障碍发展过程中,大脑中运动神经元减少,这也可能引起肌少症。此外,患肌少症的老年人认知功能下降的速度也比正常人快,说明这两种疾病可能有共同的发病机制,如营养不足、性激素水平下降、氧化应激、慢性炎症等。

抑郁症可能是导致肌少症的因素之一,肌少症也可能导致抑郁症加重。肌少症患者因为肌肉功能退化,日常生活能力降低,食欲缺乏,难以维持较稳定的心理状态,常出现焦虑、抑郁、暴躁等情绪问题。与正常人相比,肌少症患者发生抑郁症的风险增加3倍。抑郁症的特点是情绪低落、兴趣减退和精神运动迟缓,这些都会导致体力活动减少,而这又是造成肌少症的直接原因。

肌少症还会影响血糖调控能力和血脂代谢能力,是诱发高血压、高血脂、糖尿病等慢性病的重要原因之一。一方面，运动量减少，肌肉中会蓄积大量具有氧化性的有害物质，引起自噬活性升高，可能导致合并心血管疾病、慢性阻塞性肺疾病和骨质疏松等慢性病。另一方面，慢性病患者体内常存在慢性低水平炎症，若炎症反应长期存在，会介导体内产生一系列细胞因子，如肿瘤坏死因子-α、白介素-6、白介素-1等，导致蛋白质分解增加，加速肌肉分解代谢，造成肌少症。

4. 药物影响

我们已经知道，蛋白质合成减少或分解加速均会引起肌少症。长期服用的药物如果影响了蛋白质合成和分解之间的平衡，也可能导致肌少症。再者，一些药物可能影响神经肌肉接头，造成肌肉无力、容易疲劳，也会导致患者出现类似肌少症的症状。

能直接导致肌肉损伤的药物非常多，包括糖皮质激素类、降脂药、可卡因、抗疟药、抗精神病药、秋水仙碱、化疗药物等。这些药物造成肌肉损伤的形式也不尽相同，有的可造成肌肉不适症状，如肌肉钝痛、酸痛、僵硬、压痛或运动痉挛；有的可造成肌肉无力或肌肉炎症，严重的甚至发生肌肉坏死、溶解，危及生命。

在老年人常用的口服药物中，降血脂的他汀类药物、降血糖的磺脲类药物和格列奈类药物都可能对肌肉量和肌肉力量产生负面影响。同时患有肌少症和某些慢性病的老年人可以咨询医生，了解是否可以换用其他类型的降脂药或降糖药。

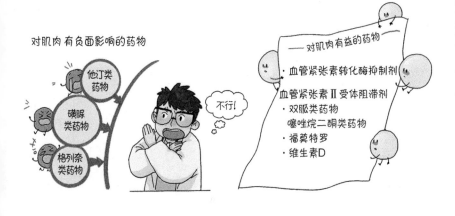

对肌肉有负面影响的药物

他汀类药物

磺脲类药物

格列奈类药物

不行！

—— 对肌肉有益的药物

· 血管紧张素转化酶抑制剂

血管紧张素Ⅱ受体阻滞剂

· 双胍类药物

噻唑烷二酮类药物

· 福莫特罗

· 维生素D

💡 风险·小·贴士

1. 轻断食会引起肌少症吗

❖ 什么是轻断食

轻断食又称间歇性断食，是指有时正常吃，有时少吃。我国最早关于"断食"的描述可以追溯到《黄帝内经》中对食忌疗法、饥饿疗法的记载，早在先秦时期，断食、辟谷等尝试就颇为盛行。而在现代医学史上，断食疗法的诞生起源于18世纪的德国，随着断食疗法相关标准的推行，轻断食也逐渐在普通人中流传。2012年，英国广播公司拍摄的《进食、断食与长寿》纪录片记录了医学博士麦克尔·莫斯利带领600人进行轻断食的经历，随后麦克尔·莫斯利博士又将此经历撰写为《轻断食》一书，此后轻断食风靡全球，现在许多轻断食的观念都源于此。

目前，全球流行的轻断食主要分为4种类型：一是隔日断食法，一天正常吃，隔天摄入能量降至正常饮食的25%～50%；二是5：2断食法，一周中有5天正常吃，其他不连续的两天为断食日，摄入能量降至正常饮食的25%～30%；三是果蔬汁断食法，1个月内选择不连续的2～5天断食，只喝白开水、果蔬汁和蔬菜汤，其间每日摄入能量控制在300～500千卡；四是日内断食法，一天中16小时不吃东西，其余8小时正常进食。

✚ 轻断食对身体有什么影响

轻断食对健康并没有明确的坏处，相反国内外已经有许多研究相继证明轻断食对健康的一些益处。例如，每周坚持2天轻断食，可降低肥胖者的体重、体脂率、腰臀比。轻断食作为一种安全温和的饮食干预方法，还能帮助控制血糖，改善2型糖尿病患者的空腹血糖和餐后血糖水平，减少降糖药的用量。同时，有研究者发现，轻断食在改善心脏病方面也有一定作用，还可以降低低密度脂蛋白胆固醇（一种"坏"胆固醇）和甘油三酯水平。另外，轻断食有利于降低身体氧化应激水平，在预防老年痴呆、疏解抑郁情绪、降低患癌风险方面可能也具有一定作用。目前有限的证据表明，轻断食并不会造成明显的肌肉量减少，可能不会导致肌少症。

✚ 哪些人不适合轻断食

轻断食比较适合肌肉量大、超重、腰围过大、血脂较高、胰岛素敏感性下降，且控制食量能力较差、工作忙碌没有时间调整饮食的人。但轻断食效果因人而异，并非人人适用，特别是孕产妇及抑郁症、晚期肿瘤、严重心脑血管疾病、精神障碍、慢性感染性疾病、消化道疾病患者，都不宜贸然尝试。此外，年龄在18岁以下或70岁以上者应加强蛋白质和能量摄入，不宜尝试轻断食。由于断食期间摄入的营养物质无法满足身体需要，蛋白质、碳水化合物、脂肪这三大类营养素都存在不足，因此不宜长期进行断食，每周断食天数最好不要超过2天。

2. 节食减肥会引起肌少症吗

❖ 哪些人需要节食

肥胖会增加死亡和健康风险，如果同时存在2型糖尿病、高血压、血脂异常、冠心病、睡眠呼吸暂停综合征、非酒精性脂肪性肝病等疾病，则发生并发症和死亡的风险更大。因此，肥胖患者应该及时就诊，制订包括节食在内的生活方式综合干预方案。根据我国标准，体重指数≥28kg/m²可以诊断肥胖（计算公式为体重/身高的平方）；女性腰围＞80厘米、男性腰围＞90厘米可以诊断为腹型肥胖。

节食可以选择的膳食类型非常丰富，如平衡低热量膳食、低脂低热量膳食、中等脂肪含量低热量膳食、低碳水化合物膳食及地中海膳食。既往一些研究显示，所有成人在能量摄入＜1000千卡/天时体重都会减轻，能量控制越严格，体重减轻越快。但长期节食后，400千卡/天和800千卡/天的节食方案的减重效果就没有明显差异了，因为在节食过程中，人体的静息代谢率也会减低，身体对能量的需求减少，此时会进入减重的停滞期，可能会出现消瘦、精神萎靡、疲惫、抑郁等一系列健康问题。因此，为避免过度节食的不良反应和体重反弹，一般推荐膳食摄入量＞800千卡/天，再通过运动增加能量消耗，每天进行≥30分钟的体育运动，每周运动5～7天，维持减重效果。营养专家建议一般健康人长期通过节食减重时，女性每天能量摄入至少需1200～1500千卡，男性1500～1800千卡，这样才能降低健康风险。

✦ 肌少症性肥胖

　　现在的上班族中，许多人没有锻炼的习惯，仅仅通过不吃晚饭等方式节食，其体重指数可能在标准范围内，看起来身材匀称、体态轻盈，但体脂率却很高，有些甚至超过40%。这样的节食减肥方式，减掉的主要是肌肉和水分，反而会导致体脂率升高，可能导致肌少症。年轻时人们可能尚且可以抵抗肌肉流失，但随着身体老化带来的肌肉流失加速和新陈代谢减慢，容易形成"易胖难瘦"体质，年龄增长后，反弹发胖的速度反而更快，可能形成肌少症性肥胖。

　　下面我们以相扑运动员为例对肌少症性肥胖进行介绍。相扑运动员为了维持力量，运动量大，虽然外形看起来很胖，但CT检查却发现，他们体内的脂肪大多是皮下脂肪，而且肌肉强壮，此时脂肪对健康的影响并不大。一旦这些相扑运动员退役，不再需要维持高能量饮食以保持体重，运动量减少，体重也减轻后，CT检查发现他们的脂肪和肌肉体积都会减少，脂肪从皮下脂肪转变为内脏脂肪，他们的健康状况往往比退役前肥胖时差。

因此在健康人群中，过度节食减肥虽然能够短期减重，但既不健康，也不科学，还可能引起肌少症。通过调整饮食结构，配合运动训练，在维持肌肉量的同时降低体脂率，使体重平缓下降，才是健康、科学的减肥方式。

（宋　娟）

参 考 文 献

大卫·爱普斯坦，2019.运动基因：非凡竞技能力背后的科学.陈刚，译.北京：人民邮电出版社，270-292.

郭琪，韩佩佩，陈小雨，2020.老年肌肉衰减综合征的预防与康复.上海：上海交通大学出版社.

Cruz-Jentoft AJ，Sayer AA，2019. Sarcopenia. Lancet，393（10191）：2636-2646.

Garatachea N，Lucía A，2013. Genes and the ageing muscle：a review on genetic association studies. Age（Dordr），35（1）：207-233.

Maggio M，Lauretani F，Ceda GP，2013. Sex hormones and sarcopenia in older persons. Curr Opin Clin Nutr Metab Care，16（1）：3-13.

Pratt J，Boreham C，Ennis S，et al，2019. Genetic Associations with Aging Muscle：a systematic review. Cells，9（1）：12.

Sayer AA，Syddall H，Martin H，et al，2008. The developmental origins of sarcopenia. J Nutr Health Aging，12（7）：427-432.

第四章

什么时候要怀疑患有肌少症

通过前面几章我们知道，肌肉和人体其他器官一样，都会随着年龄增长而衰老，其中典型表现就是肌肉减少和肌力减退。我们已经了解肌少症的病因，还知道肌少症对健康危害很大，对老年人而言尤其明显。因此，有必要尽早发现肌少症，及时预防或治疗。那么什么时候要怀疑自己或者家中老人可能患有肌少症呢？有哪些方法可以帮助我们筛查肌少症呢？通过阅读本章，相信您可以找到答案！

一、肌少症的表现：日常生活中的"信号"

肌少症起病隐匿且缓慢，但只要细心，通常可以从日常生活中发现许多肌少症的"信号"。让我们先来看一个例子吧！小张从小被爷爷带大，与爷爷感情十分亲密。但自从工作以后，小张回老家看望爷爷的次数越来越少。最近，小张与爷爷通电话时常听他说："年纪大了，不中用了。"一再追问，爷爷说自己现在越来越瘦，感觉手臂越来越细，还常常觉得疲惫甚至有时连日常起居都感觉有心无力，爬楼梯也越来越费劲，渐渐也不愿意出门了。恰逢中秋节，小张回到老家，发现爷爷确实比以前消瘦了许多，走路速度也明显比以前慢了，有时还颤颤巍巍的。小张有点着急，问爷爷为什么不去医院检查一下。爷爷说："前段时间刚体检完，检查出来的都是老毛病，没有发现什么新问题，可能就是老了吧！"

亲爱的读者，您是否也遇到过类似的情景呢？您知道小张的爷爷可能患了什么病吗？没错，手臂变细、疲乏无力、走路变慢、爬楼梯费劲，这些都提示小张的爷爷很可能患了肌少症。

顾名思义，肌少症最主要的特点就是肌肉量减少，伴随肌肉力量下降。疾病加重时，还会逐渐影响患者的活动能力，甚至导致患者生活无法自理，日常起居依赖他人照料。肌少症的主要症状可以分为三类：一是肌肉力量下降，表现为握力下降、移动重物能力下降、起床和站立困难；二是肌肉量减少，表现为体重下降，四肢肌肉萎缩；三是运动能力下降，表现为走路缓慢，出现跌倒或存在跌倒风险，独立完成日常生活活动（如购物）越来越困难，有些老年人甚至难以独立完成基本日常活动（如洗澡、如厕、洗漱等）。

通过与老年人的日常交流，仔细观察老年人的生活状态，很容易早期发现一些肌少症的蛛丝马迹。下面我们将提供一些观察的视角和有用的信息，以帮助您提高对肌少症的警觉。

1. 外貌的变化

通过外貌变化可以发现许多提示可能患有肌少症的迹象。例如，在没有刻意减重的情况下，出现了明显消瘦，表现为脸颊变尖，锁骨、肋骨、胸骨越来越明显；或者原本合身的衣服变得宽松。我们还可以观察手臂、小腿、大腿、臀部、虎口等部位，如果这些部位的肌肉明显松弛，也需要警惕肌少症。

还有一部分老年人，虽然看起来块头比较大，但其实体内脂肪比例增加而肌肉量减少，即所谓的肌少症性肥胖。这类患者往往起病更加隐匿，难以被察觉，但通常具有向心性肥胖的特点，表现为腹部肥胖而四肢瘦。甚至还有一些人可能四肢也并不纤细，但轻捏上臂或小腿时可以明显感觉到皮肤下厚厚的脂肪，与同龄人相比，紧致而富有弹性的肌肉明显减少。

2. 生活能力的变化

肌少症的显著特点就是肌肉力量和躯体功能下降。日常生活中观察到以下现象提示可能有肌肉力量下降：拧不开瓶盖，拧不干毛巾，提不动一小袋面粉，上下楼梯时觉得费劲，需要频繁休息或依靠扶手。病情严重的老年人可能出现躯体功能下降，表现为不愿意外出，行走速度减慢，步态不稳，甚至发生跌倒。出现以上这些症状时需要到医院检查判断是否患有肌少症。

3. 自我感觉的变化

在出现以上明显的症状前，患者的自我感觉通常更早出现变化，最常表现为不明原因的乏力或疲劳感，比如老年人常常描述，"感觉自己迅速衰老了""身体变得衰弱了""不想动""累得很""什么事也不想做，站着想坐着，坐着想躺着"。如果有这些情况，建议及时筛查是否患有肌少症。

4. 居住环境的变化

肌少症患者可能因躯体功能下降而出现整理家务力不从心的现象，原本整洁的房间可能变得凌乱，日常用品和衣物随意摆放，床铺被褥也不再打理。

二、发现上述信号后应该怎么办

注意！当我们在生活中发现上述信号时，并不意味着一定患上了肌少症，因为许多其他疾病也可能引起这些变化。那么下一步该怎么办呢？目前已有一些成熟的工具可以更准确地筛查肌少症。如果这些筛查试验结果阳性，则提示可能有肌少症的风险，需要及时就医以进一步确诊。

下面我们介绍一些常用的筛查工具，这些工具都非常简单，即使没有医学背景的普通人也能很快掌握。应用这些工具，我们在家就能自我筛查是否可能患有肌少症。

1. 简易五项评分问卷（SARC-F问卷）

SARC-F问卷是美国学者Malmstrom于2013年开发的肌少症筛查工具。国内外许多肌少症临床实践指南都推荐应用SARC-F问卷筛查肌少症。SARC-F问卷也是全世界使用最多的肌少症筛查工具之一。SARC-F问卷的名称来源于它所包含的5个问题，即肌肉力量[S（strength）]、行走能力[A（assistance in walking）]、坐姿站立能力[R（rise from a chair）]、爬楼梯[C（climb stairs）]、跌倒次数[F（fall）]。具体询问方法如下。

肌肉力量： 询问受试者自我感觉提起或搬运5千克重物（如一袋大米）的困难程度，根据回答结果计分。没有难度，0分；有一定难度，1分；难度较大或无法完成，2分。

行走能力： 询问受试者步行穿越房间的难度，根据回答结果计分。没有难度，0分；有一定难度，1分；难度较大，需要帮助或无法完成，2分。

坐姿站立能力： 询问受试者从床上或椅子上起身站立的难度，根据回答结果计分。没有难度，0分；有一定难度，1分；难度较大或无法完成，2分。

爬楼梯： 询问受试者在无人帮助的条件下上10级台阶的难度，根据回答结果计分。没有难度，0分；有一定难度，1分；难度较大或无法完成，2分。

跌倒次数： 询问受试者过去1年的跌倒次数，根据回答结果计分。0次，0分；1～3次，1分；4次及以上，2分。

通过询问以上问题，对每个问题计分，计分相加即可得到SARC-F问卷的总分。如果总分≥4分，提示肌少症风险较高，应当及时就医以进一步检查确诊。

为了便于读者使用，我们提供了完整的SARC-F问卷。

SARC-F 问卷

评估项目	问题	得分		
		0分	1分	2分
肌肉力量	提起或搬运5千克重物的难度	没有难度	有一定难度	难度较大或无法完成
行走能力	步行穿越房间的难度	没有难度	有一定难度	难度较大，需要帮助或无法完成
坐姿站立能力	从床上或椅子上起身站立的难度	没有难度	有一定难度	难度较大或无法完成
爬楼梯	上10级台阶的难度	没有难度	有一定难度	难度较大或无法完成
跌倒次数	过去1年的跌倒次数	0次	1~3次	4次及以上

2. 小腿围测量

小腿肌肉与日常活动息息相关，同时小腿肌肉量也可以间接反映全身肌肉量。由于小腿的皮下脂肪通常较少，通过测量小腿围即可间接反映小腿的肌肉量，因此可以通过测量小腿围筛查肌少症。

小腿围的测量方法：受试者取坐位，两腿放松，卷起裤腿显露小腿，然后使用软尺围绕小腿最粗处测量其周长。初次测量完成后，可以在测量处上下两侧再次测量，以确保测量值为最大值。如果男性小腿围＜34厘米、女性＜33厘米，即可认为患肌少症风险较高，需要进一步检查确诊。

注意！在开始测量前，还要注意检查受试者是否存在小腿水肿。方法是用大拇指按压受试者足踝或小腿胫骨前方3～5秒，如果可按出一个"小坑"，而且不能马上复原，提示小腿可能有凹陷性水肿。在这种情况下测量小腿围，得到的结果是不准确的。因此，对于有水肿的受试者，不适合通过小腿围测量筛查肌少症。

3. SARC-CalF 问卷

由于SARC-F问卷主要关注肌肉功能，缺乏对肌肉量的评估，为了提高筛查肌少症的准确性，2016年巴西学者Barbosa Silva将SARC-F问卷和小腿围结合，构建了一种新的肌少症筛查方法，命名为"SARC-CalF问卷"。其中前5个问题与SARC-F问卷相同，而第6个问题是小腿围评分，当男性小腿围＜34厘米、女性＜33厘米时评分为10分，否则不计分。将6个问题的得分相加即为问卷总分。总分＞10分提示受试者患肌少症风险较高，需要进一步检查确诊。

4. 指环试验

测量小腿围需要软尺，这可能造成不便。为了更方便地测量小腿围，日本学者Tanaka发明了指环试验。指环试验无需任何工具，具体方法如下：第一步，受试者的双手拇指和示指形成指环；第二步，坐在椅子上，用指环轻贴皮肤测量自己小腿最粗的地方。

测量结果分3种情况：第一种，双手手指形成的指环无法包裹住小腿最粗处，因此双手示指无法接触在一起，提示小腿比指环粗；第二种，双手手指形成的指环刚好可以包裹住小腿最粗处，提示小腿和指环一样粗；第三种，双手手指形成的指环可以完整包裹住小腿最粗处，同时双手示指还可部分重叠，提示小腿比指环细。小腿比指环细的受试者患肌少症的风险高，需要进一步检查确诊。

注意！指环试验同样不适用于小腿水肿的受试者。

5. 卡通版肌少症自评问卷（cSARC-CalF问卷）

为了让肌少症的筛查更方便直观，笔者开发了卡通版肌少症自评问卷，问卷内容结合了SARC-F问卷与指环试验，通过卡通图片的形式来帮助您理解问卷内容。问卷总分＞10分时，提示受试者患肌少症风险较高，需要进一步检查确诊。

⚠ **使用注意事项：**

· 本问卷用于筛查肌少症（又称骨骼肌减少症或肌肉衰减综合征）

· 针对每个问题，请根据您平时的状态选择最符合实际情况的一个答案

· 在您选择的答案前面的方框里画"√"

· 本问卷并无正确答案或错误答案，只需根据您的实际情况选择即可

· 本问卷内容整合了SARC-F问卷和指环试验

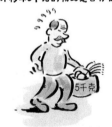

Ⅰ **提起并移动5千克的物品是否存在困难**

□无困难=0分　　□有些困难=1分
□很困难或无法独自完成=2分

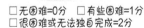
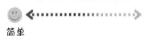

简单　　　　　　　　　　困难

肌肉少了也是病　肌少症防治图解

2　独自步行穿越房间是否存在困难

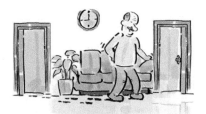

□无困难=0分　□有些困难=1分
□很困难或无法独自完成或者需要拐杖等工具=2分

  ◄···►
简单　　　　　　　　　　　　　　　困难

3　独自从床上或椅子上起身站立是否存在困难

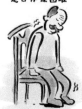

□无困难=0分　□有些困难=1分
□很困难或无法独自完成=2分

 ◄···►
简单　　　　　　　　　　　　　　　困难

4　独自上10级台阶是否存在困难

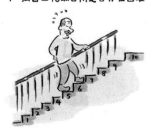

□无困难=0分　□有些困难=1分
□很困难或无法独自完成=2分

 ◄···►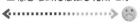
简单　　　　　　　　　　　　　　　困难

5　过去1年跌倒过几次

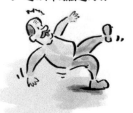

□没有=0分　□1~3次=1分
□4次及以上=2分

 ◄···►
理想　　　　　　　　　　　　　　　不佳

6　指环试验

第一步：
双手拇指和示指形成指环

第二步：
坐在椅子上，用指环轻贴皮肤，测量自己小腿最粗的地方

注意：
双手拇指指尖在小腿后方要互相接触

结果：

□小腿比指环粗（0分）

□小腿和指环一样粗（0分）

□小腿比指环细（10分）

💡 筛查小·贴士

1. 哪种筛查工具更好

研究发现，SARC-CalF问卷及卡通版肌少症自评问卷具有更高的敏感度及特异度，也就是说这两种问卷筛查肌少症更加可靠。因此，可以优先选用这两种筛查工具。但是，由于个体差异的存在，您可以根据自身具体情况选择合适的筛查方法。例如，SARC-F问卷、SARC-CalF问卷和卡通版肌少症自评问卷都需要回答一些主观问题，对于有认知障碍的老年人，可能并不适合，这时应该优先选择小腿围测量进行筛查。对于有下肢水肿的老年人，小腿围测量、指环试验、SARC-CalF问卷和卡通版肌少症自评问卷都不宜使用，这时选择SARC-F问卷反而更加合适。

2. 应该多长时间重复筛查1次

如果初次筛查结果是阴性，我们建议每3～6个月重复筛查1次。但是如果近期有健康状况变化，面临重大应激事件，或者生活环境改变，则建议及时重复筛查。

（刘龚翔　李蕊岑）

参考文献

刘娟，丁清清，周白瑜，等，2021. 中国老年人肌少症诊疗专家共识（2021）.中华老年医学杂志，40（8）：943-952.

80

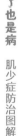

肌肉少了也是病　肌少症防治图解

陆金玲，许勤，花红霞，等，2020. 肌肉减少症筛查工具在老年人群中的研究进展. 中国全科医学，23（27）：3444-3448.

Chen LK，Woo J，Assantachai P，et al，2020. Asian Working Group for Sarcopenia：2019 consensus update on sarcopenia diagnosis and treatment. J Am Med Dir Assoc，21（3）：300-307.

Li R，Hu X，Tan L，et al，2020. Screening for Sarcopenia with a Self-Reported Cartoon Questionnaire：combining SARC-F with Finger-Ring Test. J Nutr Health Aging，24（10）：1100-1106.

Nawi SNM，Khow KS，Lim WS，et al，2019. Screening tools for sarcopenia in community-dwellers：a scoping review. Ann Acad Med Singapore，48（7）：201-216.

第五章

怎么确诊肌少症

上一章我们介绍了如何筛查肌少症，如果筛查结果为阳性，您需要到正规医院进一步检查，以便确定是否患有肌少症。那么，医生会安排哪些检查呢？怎样才能确诊肌少症呢？本章将告诉您答案！

一、确诊肌少症需要做哪些检查

我们知道肌少症的特征是肌肉量减少，合并肌肉力量下降和躯体功能下降。因此，确诊肌少症就需要从以下三方面入手，即测量肌肉量、肌肉力量和躯体功能。下面我们介绍一些常用的检查方法。

1. 测量肌肉量需要做的检查

测量肌肉量的方法主要包括：双能X线吸收法（DXA）、生物电阻抗分析法（BIA）、超声检查（US）、计算机断层扫描（CT）、磁共振成像（MRI）。其中，DXA和BIA临床上最常用。

双能X线吸收法

DXA是临床最常用的测量人体成分的方法。其原理是根据X线通过不同组织的衰减率差异区分不同的人体成分（骨骼、肌肉、脂肪）。其优点是准确性相对较高，而放射性低；缺点在于设备昂贵，不可移动，便携性差，难以在社区广泛使用。此外，不同品牌的DXA设备测量结果差异较大。

进行DXA检查前可正常饮食，但检查前1周不要接受核素扫描或X线钡餐造影。孕妇应避免DXA检查。

根据亚洲肌少症工作组2019年制定的标准，采用DXA法测量人体成分，校正身高后的四肢肌肉量，如果男性≤7.0kg/m^2，女性≤5.4kg/m^2，则提示肌肉量减少。

✚ 生物电阻抗分析法

BIA的原理是微电流通过人体时，肌肉、脂肪、骨骼的电阻是不一样的，因此可以通过电阻计算人体不同成分的比例，从而评估肌肉量。BIA的优点是简便、快捷、安全，以及设备便宜、携带方便，因此不仅适用于社区和养老院，也可以作为医院诊断肌少症的方法。

通常认为DXA比BIA更准确，但是近年来生物电阻抗技术进展迅速，研究表明多频BIA设备的测量准确度已经与DXA相当。因此，推荐使用多点接触式电极、多频率、可获得人体节段数据的BIA设备。家用小型BIA设备测量结果不准确，不能用于诊断肌少症。

注意！有金属植入物（如人工心脏起搏器）的患者不能接受BIA检查。孕妇也不能接受BIA检查。

在接受BIA检查前还需要做一些准备工作：①检查前要站立约5分钟；②检查前2小时内不要进食；③检查前排空大小便；④避免剧烈运动；⑤取下手表、项链、戒指、耳环等金属物品；⑥穿宽松的衣物，口袋内不要放东西。

检查时脱掉鞋袜，赤足站于电极板上，双腿分开，双手握住手柄的电极。保持静止约45秒完成检查。当使用不同的BIA设备时，需要采用的身体姿势也不尽相同，请遵照医务人员的指导。对于无法站立的老年人，有一些BIA设备可以在卧位使用。

根据亚洲肌少症工作组2019年制定的标准，采用BIA法测量人体成分，校正身高后的四肢肌肉量，如果男性≤7.0kg/m²，女性≤5.7kg/m²，则提示肌肉量减少。

✚ 计算机断层扫描和磁共振成像

测量肌肉量最精确的方法是CT和MRI，它们是评估肌肉量的"金标准"。但是，这两种检测方法费用高，设备的移动性差，需要专业人员和软件进行测量，并且CT还会增加放射暴露的风险，因此CT和MRI目前多用于研究，并未在临床普遍用于诊断肌少症。

✚ 超声检查

US不仅可以通过肌肉的厚度或横截面积来反映肌肉量，还可以通过回声强度反映肌肉的质量，是一种很有前途的肌肉检测技术。此外，US简便易行，价格低，设备便携性好，具有广阔的应用前景。但是，目前US用于检测肌肉量还存在许多悬而未决的问题，如究竟应该测量哪一个肌肉群？如何选择测量部位？更重要的是肌肉超声参数的正常值目前尚未建立，因此短期内还难以用于临床。

2. 测量肌肉力量需要做的检查

肌肉力量（简称肌力）是指一个或多个肌肉群所能产生的最大力量。反映肌力的指标包括握力、屈膝力量、伸膝力量等，其中握力是最常用的肌力指标。研究表明，握力不仅能反映上肢力量，还与下肢力量和日常生活活动能力密切相关。

◆ 握力的测量方法

测量握力需要使用握力器，其包括液压握力器、弹簧握力器、电子握力器等。Jamar握力器属于液压握力器，是国外指南推荐的握力器类型，但是Jamar握力器自身较重，老年人使用不便，而且价格高。近年来研究发现电子握力器的测量结果与Jamar握力器具有良好的一致性，而且可重复性好，重量轻，价格低，目前电子握力器是亚洲国家使用最多的握力器。

测量开始前，医务人员会根据患者手掌的大小调整握力器手柄的位置，然后请患者双眼平视前方，双足与肩同宽，双臂自然下垂放置于体侧，握力器不要触碰身体或其他物体，测量发力时身体不要歪斜，测量前吸气，测量发力时吐气，用最大的力量握紧上下两个握柄。握力器会自动记录最大握力。测量完成后，换另一只手继续测量。双手测量完毕后休息30秒，然后再次开始测量。每只手测量3次，6次记录的最大值就是所测量的握力值。

根据亚洲肌少症工作组2019年制定的标准，如果男性握力＜26千克，女性握力＜18千克，则提示握力下降。

尽管握力是评估肌力最常用的方法，但有些人不适合测量握力，如手关节、腕关节、肘关节存在急慢性关节炎或功能障碍者，近一年内发生过上肢骨折或外伤者，卒中患者，上肢疼痛或水肿患者等。这时可以测量下肢肌力。

✥ 下肢肌力的测量方法

随着年龄增长，下肢肌力比上肢握力下降得更快，更能反映躯体活动能力，而且老年人下肢肌力下降较上肢肌力下降更明显。下肢肌力最常测量的是屈膝力量和伸膝力量，这需要用到等速肌力测试仪。该仪器昂贵且操作复杂，体积大，老年人配合困难，临床使用并不多，在此不再赘述。

3. 测量躯体功能需要做的检查

躯体功能指客观测得的身体活动能力。躯体功能不仅反映肌肉功能，还受神经、认知、心肺等多器官系统乃至社会、心理和行为等多重因素影响。

常用的躯体功能检查方法包括步行速度（简称步速）测试、简易体能状况测试、6分钟步行试验等。步速是目前评价躯体功能最常用的指标。

✥ 步速

请您以平时正常的速度步行6米，测试员用秒表从您经过1米线处开始计时，到第5米线处停止计时。至少测量3次，取最短时间。通过以下公式计算步速：步速=距离（4米）÷耗时（秒）。如果您平时需要使用拐杖或者助步器，在测试过程中您也可以使用。

根据亚洲肌少症工作组2019年制定的标准，如果步速＜1米/秒，则提示步速缓慢，存在躯体功能下降。

✚ 简易体能状况测试（SPPB）

SPPB包含平衡测试、步速测试和起坐测试三部分。

（1）平衡测试：测试3种姿势下的平衡能力。①请受试者双足并排站立，用秒表测量受试者能够以该姿势站多久，≥10秒得1分，＜10秒得0分（如果得0分，不再继续平衡测试，直接进行步速测试）；②请受试者将一足足跟置于另一足拇趾侧，用秒表测量受试者能够以该姿势站多久，≥10秒得1分，＜10秒得0分（如果得0分，不再继续平衡测试，直接进行步速测试）；③请受试者将一足足跟置于另一足拇趾前端，用秒表测量受试者能够以该姿势站多久，≥10秒得2分，3～9秒得1分，＜3秒得0分。

（2）步速测试：方法如前文所述，但固定采用4米距离，而且结果判定标准与前文不同。耗时＜4.82秒得4分，4.82～6.20秒得3分，6.21～8.70秒得2分，＞8.70秒得1分，无法进行得0分。

（3）起坐测试：请受试者将背挺直，双臂交叉，然后尽可能以最快的速度从椅子上站起并坐下，连续5次。测试以坐姿开始，以坐姿结束。用秒表记录完成时间，＜11.20秒得4分，11.2～13.69秒得3分，13.70～16.69秒得2分，16.70～59秒得

1分，≥60秒得0分。

将3个部分得分累加，即获得SPPB的总分。根据亚洲肌少症工作组2019年制定的标准，SPPB总分＜9分提示躯体功能下降。

⊞ 起坐测试

单独应用起坐测试的结果也可以评估躯体功能，完成时间≥12秒提示躯体功能下降。

二、如何确诊肌少症

根据亚洲肌少症工作组2019年制定的标准，如果只存在肌肉量减少（通常根据DXA或BIA结果判定），而没有肌肉力量下降（通常根据握力检查结果判定）或者躯体功能下降（通常根据步速、SPPB或起坐测试判定），则考虑诊断为肌少症前期；如果同时存在肌肉量减少和肌肉力量下降（或躯体功能下降），即可诊断为肌少症；如果三者同时存在，即可诊断严重肌少症。注意！在确诊肌少症前，我们还需要排除可能引起肌肉萎缩和肌肉力量下降的其他疾病。

三、为了确诊肌少症，还需要排除哪些疾病

除肌少症外，其他一些疾病也可能导致肌肉萎缩、肌肉力量

下降和躯体功能下降等临床症状，因此在确诊肌少症前还需要仔细排除这些疾病。各种炎症性、免疫性、感染性、肿瘤性、中毒性或代谢性因素都可能导致这些症状。常见疾病包括：①各种原因导致的肌病，如多种免疫系统疾病、内分泌疾病（如甲状腺功能亢进或减退）、代谢性疾病、药物（如糖皮质激素）、感染导致的肌病；②周围神经系统疾病或者神经肌肉接头疾病；③上运动神经元疾病。此外，一些罕见的遗传性疾病（如线粒体肌病、强直性肌营养不良等）也可以导致类似症状。因此，肌少症确诊需要由正规医院临床经验丰富的医师进行。

四、确诊肌少症后需要做哪些检查

对于确诊肌少症的老年人，还需要进行老年综合评估，以便制订个性化干预方案，具体包括以下内容。

1. 营养评估

在老年人群中，肌少症通常伴随营养不良，因此推荐对所有肌少症老年患者进行营养评估。常用的营养评估量表为微型营养评定简表（MNA-SF）。对于严重肌少症患者，建议使用微型营养评定（MNA）量表进行营养评估，同时检测血清白蛋白和前白蛋白等营养指标。

2.日常生活能力评估

肌少症在老年人群中很容易导致失能，因此应该评估日常生活能力。日常生活能力包括完成基础日常活动（如洗澡、穿衣、如厕、转移、大小便控制、进食）和高级日常活动（如使用电话、购物、做家务、服药、理财、使用交通工具等）的能力。前者通常用巴氏（Barthel）量表评估，而后者通常用Lawton工具性日常生活活动量表评估。

3.衰弱评估

衰弱和肌少症在老年人群常伴随出现，因此对于肌少症老年患者，常规需要进行衰弱评估。衰弱是一种与衰老相关的生理性衰退综合征，常表现为非特异性症状（包括无力和疲劳），以及对疾病和应激事件的耐受能力下降。医生可能会使用衰弱量表，也可能使用各项检查指标计算衰弱指数，以评估有无衰弱。

4.跌倒评估

肌少症老年患者跌倒风险很高，因此需要进行跌倒风险评估。跌倒风险评估可分为两方面，一是对老年人的身体状况进行评估，这通常由医生或者康复师完成，常用方法是"起立-行走计时测试"或者"伯格（Berg）平衡量表"；二是对老年人的生活环境进行评估，这可能需要您和家人自己完成。本书第九章详细介绍了如何评估和改造适合老年人生活的家居环境。

5. 认知功能评估

研究发现，肌少症与老年人的认知障碍密切相关。临床常用的认知功能评估量表包括蒙特利尔认知评估量表、简易智力状态检查、临床痴呆评定量表等。评估认知功能需要专业知识和技巧，因此应该由有资质的医务人员完成。如果通过评估发现有认知障碍，还需要进一步检查（包括神经影像学检查）以明确有无痴呆，以及痴呆的类型和严重程度。

6. 抑郁评估

在老年人中，肌少症还与抑郁情绪密切相关。常用于筛查老年人抑郁的量表包括老年抑郁量表和健康问卷抑郁自评量表。筛查抑郁同样需要由有资质的医务人员完成。当筛查结果阳性时应该将患者转诊至心理专科门诊进一步诊治。

💡 诊断小·贴士

1. 什么是急性肌少症

肌少症的发生通常是缓慢而隐匿的。然而，研究发现在急性疾病或手术等应激情况下，患者很容易在短时间内出现肌肉量减少，而且这种急性骨骼肌减少和功能障碍与患者的不良临床结局相关，如增加术后并发症，降低患者生活质量，导致衰弱或失能，并增加患者死亡率。

2019年欧洲肌少症工作组修订的欧洲肌少症共识（EWG-SOP2）正式提出了"急性肌少症"这一概念。EWGSOP2将起病时间少于6个月的肌少症定义为急性肌少症，并认为其通常与急性疾病或损伤有关。急性肌少症的发病机制尚未完全阐明，可能与炎症、卧床、营养状况、激素水平、药物等因素有关。

急性肌少症目前是在肌少症诊断标准基础上结合发病时间和诱因加以诊断，但某些检测肌肉量和骨骼肌功能的方法可能并不适用于急性肌少症患者。此外，急性肌少症在不同人群中的发病率和患病率尚不清楚，发病机制和干预措施也有待进一步研究。

2. 什么是继发性肌少症

单纯由年龄增长导致的肌少症称为原发性肌少症；除年龄外，还有很多疾病（如卒中、糖尿病、甲状腺疾病、营养不良等）也可能导致肌肉萎缩和功能下降，这种情况称为继发性肌少症。

（李思远）

参考文献

高超，于普林，2021. 老年人肌少症的研究现状和进展.中华老年医学杂志，40（5）：668-671.

侯莉明，王晓明，2020.肌少症与老年人常见疾病关系的研究进展.中华老年医学杂志，39（6）：728-731.

姜珊，康琳，刘晓红，2020. 2019亚洲肌少症诊断及治疗共识解读. 中华老年医学杂志，39（4）：373-376.

刘娟，丁清清，周白瑜，等，2021.中国老年人肌少症诊疗专家共识（2021）. 中华老年医学杂志，40（8）：943-995.

Chen LK，Woo J，Assantachai P，et al，2020. Asian Working Group for Sarcopenia：2019 consensus update on sarcopenia diagnosis and treatment. J Am Med Dir Assoc，21（3）：300-307.

肌肉少了也是病　肌少症防治图解

第六章

患了肌少症怎么办

目前还没有针对肌少症的特效药，但肌少症专家可以通过一系列综合措施有效治疗肌少症，如增加肌肉量和肌肉力量，改善躯体功能，提高生活质量。这些措施包括改善不良生活方式、运动治疗、营养治疗等。因此，如果您患了肌少症，应该尽早前往专业医疗机构，求助于具有肌少症诊治经验的医务人员。

本章详细介绍了目前常用的肌少症治疗手段，同时也简要介绍了正在研究中的相关药物。

一、改善不良生活方式

1. 避免久坐

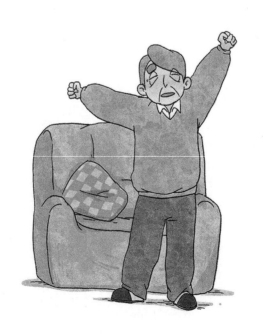

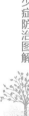

　　避免或纠正不良生活方式有助于治疗肌少症。首先要避免久坐，因为久坐的人患肌少症的概率明显增加。最近欧洲一项研究调查了接近1.5万名成年人，结果发现每天久坐的人发生肌少症的概率比普通人高2倍以上。进一步研究还发现，久坐者体内慢性炎症水平高，从而导致肌肉蛋白质丢失。久坐和运动不足与肥胖、高血压、胰岛素抵抗、心血管疾病、糖尿病、卒中、结肠癌、抑郁症、痴呆、骨关节炎、骨质疏松、跌倒、衰弱和残疾等密切相关。因此，肌少症患者应该避免久坐，增加体力活动（如散步或站立）的时间。

2. 戒烟

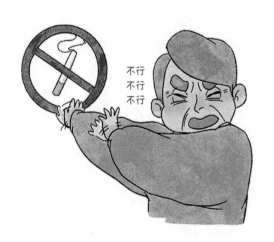

　　众所周知，吸烟有害健康！但鲜为人知的是，吸烟除了危害肺和心脑血管外，对肌肉也有害。研究发现，吸烟者发生肌少症的风险是不吸烟者的2.3倍。因此，肌少症患者应该尽早戒烟，避免烟草对肌肉产生进一步损害。

3.戒酒

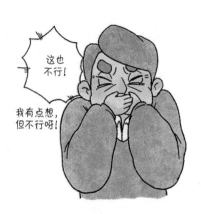

这也不行！

我有点想，但不行呀！

饮酒与肌少症同样关系密切。韩国一项研究发现重度饮酒的绝经期女性患肌少症的风险比不饮酒者高4.3倍。考虑到饮酒还会导致其他健康风险，如心血管疾病、酒精性脂肪肝、肝硬化、消化道肿瘤等，老年肌少症患者应考虑戒酒。

二、运动治疗

体力活动指肌肉收缩引起能量消耗的身体活动。体力活动的强度可以用代谢当量（MET）来表示。1MET指静坐时消耗的氧气量（每千克体重每分钟约消耗3.5毫升氧气）。休息状态（如看电视或使用计算机）时消耗0～1.5MET；低强度体力活动（如艺术创作或手工制作）时消耗1.5～3MET；中等强度体力活动（如快走或扫地）时消耗3～6MET；高强度体力活动（如骑车或跑

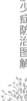

步）时消耗超过6MET。

运动是一种特殊的体力活动，是有计划、有组织的重复身体活动，其目的是维持或改善某种或多种活动能力（如肌肉力量和耐力、平衡性、协调性、柔韧性、有氧运动能力等）。

"运动即良药"。运动既是心血管疾病、糖尿病和肥胖症的防治手段，也能有效改善肌肉功能，促进心理健康和提高生活质量，并降低死亡率。同样，运动也有益于预防和治疗肌少症。有运动习惯的老年人肌少症发生率远低于无运动习惯者。日本学者对比了退役的奥运会运动员和同年龄段普通老年人，结果发现运动员肌少症的发生率不到普通老年人的50%。

关于如何通过运动预防肌少症，请阅读本书第八章。这里主要介绍运动治疗肌少症的相关知识。

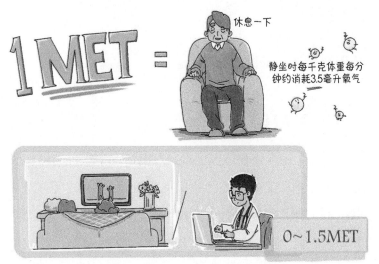

看电视、使用计算机或进行比较轻松的日常活动属于休息状态

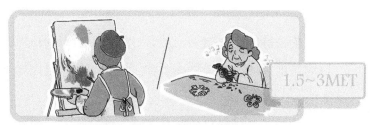

艺术创作或手工制作属于低强度体力活动

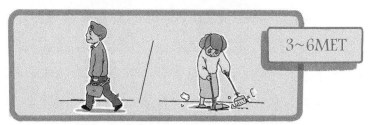

快走或常见的家务劳动属于中等强度体力活动

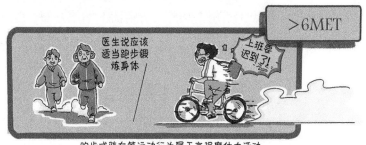

跑步或骑车等运动行为属于高强度体力活动

1. 有氧运动能不能治疗肌少症

　　有氧运动是指人体在氧气充分供应的情况下进行的体育锻炼。有氧运动对心肺功能的益处已经众所周知，但对肌少症的治疗作用证据还不充分。传统观念认为有氧运动对提升肌肉量和肌肉功能的效果不明显，但近年来研究发现对于平时没有运动习惯的老年人，有氧运动后肌肉量和肌纤维的直径都明显增加。研究还发现每天15～20分钟的快走（7000～8000步）可以显著增加老年人的肌肉量，而且下肢增加幅度大于上肢。

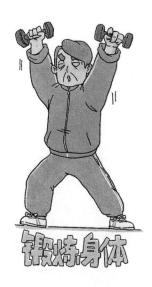

锻炼身体

适合老年人的有氧运动包括变速步行（定时变化步幅和方向）、骑车、太极拳、慢跑等。对于治疗肌少症而言，究竟哪种运动效果好尚无定论。建议老年人根据自己的喜好、基础疾病、认知功能等情况，在专业人士的指导下谨慎挑选适合自身的有氧运动方式。例如，步行理论上适合大多数老年人，但是对于有平衡功能异常、跌倒风险、骨关节炎、直立性低血压和下肢动脉疾病的患者，可能卧位蹬车运动更加合适。

老年人有氧运动第1周以每次5～10分钟为宜，逐渐增加到每次15～30分钟，每周3～7次。也可将15～30分钟的运动量拆分成几次完成，并不会影响效果。

老年人有氧运动的强度可以采用目标心率法，即保持运动时的心率在"170–年龄"的水平，如70岁的老年人有氧运动的目标心率可以控制在170–70=100次/分。注意！很多老年人存在心律失常（如心房颤动），或者安置了心脏起搏器，或者正在使用影响心率的药物（如β受体阻滞剂），对于这些老年人而言，目标心率法已不适合，推荐使用自我感知运动强度量表（Borg度量表）。得分12～14分对应中等强度的有氧运动，老年人通常耐受性良好。

最后需要指出的是，单靠有氧运动难以提高力量或改善平衡，因此将有氧运动作为老年肌少症患者的单一锻炼方式可能是不够的。

自我感知运动强度量表（Borg度量表）

评分（分）	运动类型	最大心率百分比	呼吸、状态
6	热身 这个很轻松呀！	50%～60%	不费力
7			
8			有点费力
9			
10	这个也还可以接受 恢复 这才刚开始呢	60%～70%	需要深呼吸，但感觉舒适，也能交谈
11			
12			
13	有氧运动 等我一下嘛 跑……跑不动了，歇下嘛	70%～80%	需要深呼吸，可以间断言语
14			
15	无氧运动 我觉得我不太适合 这个运动	80%～90%	开始感到呼吸困难，感到不适
16			
17	最大耗氧运动!! 他们这个看起来也太难了…… 就是，看看就喘不上气	90%～100%	呼吸困难，感到不适，不能言语
18			
19			呼吸非常困难
20			最费力，无法忍受

肌肉少了也是病　肌少症防治图解

2. 抗阻运动是治疗肌少症的最佳运动方式

抗阻运动（力量训练）可以改善肌肉结构和功能，中等强度以上的抗阻运动是治疗肌少症的最佳运动处方。抗阻运动有多种形式可以选择，一般采用等长收缩或离心收缩的方式，"阻力"的来源可以是哑铃、自身体重、弹力带甚至教练。与有氧运动相比，抗阻运动更需要专业人士制订运动处方和监护，其运动效果与阻力大小、训练组数、肌肉收缩速度等密切相关。

大量研究表明，抗阻运动既可以提高肌肉量，也可以有效提高肌肉力量和躯体功能。例如，研究发现肌少症老年患者通过3～6个月的抗阻运动，可以使肌肉力量提高40%～150%，并使全身肌肉量增加1～3千克，肌肉横截面积增加10%～30%。最近我国台湾学者发现低强度抗阻运动（每周3次，每次30分钟，疗程12周）可有效改善养老院老年肌少症患者的小腿围和握力。

抗阻运动的形式、强度、内容因人而异，需要根据基础健康状况、体力状况和个人偏好进行个性化设计。

3. 平衡训练能不能治疗肌少症

目前平衡训练对肌少症的治疗作用还不确切，但是很多老年人由于身体状况所限，在开始有氧运动或抗阻运动前可能需要先进行平衡训练。训练过程中应该特别警惕意外跌倒，因此平衡训练应该在安全的环境中进行，并由专业人员密切监护。基本原则是从简单动作开始，当老年人熟练掌握后，再进阶到难度更大的动作。

4. 目前治疗肌少症推荐的运动方案是什么

世界卫生组织推荐，65岁及以上的老年人应每周进行150分钟的中等强度有氧运动，并进行2次以上的抗阻运动。这一原则也适用于肌少症患者，但对于重度肌少症患者而言，最开始实施这些运动方案时可能存在困难，应该由专业康复师制订循序渐进的运动处方，并在专业人员的监护下进行运动。

2021年制定的《老年人运动国际建议》总结了多国专家对老年人运动的建议。注意！这些运动建议是针对老年人的普适性原则，并非专门针对肌少症老年患者。目前还没有专门针对肌少症患者的运动方案推荐，运动的方式、频率、间隔时间、强度等都值得进一步研究。此外，运动建议总是因人而异，因此应该针对模式、频率、持续时间和强度进行个性化设计（包括实际执行的详细方案和行为支持系统），还需要根据实施过程的监测结果不断调整运动方案。最后，这些运动建议不适用于有严重身心疾病的老年人。对于这些老年人，应该由医务人员全面评估后制订个性化的运动处方，并且运动过程中需有专人陪伴和监护，避免发生意外。

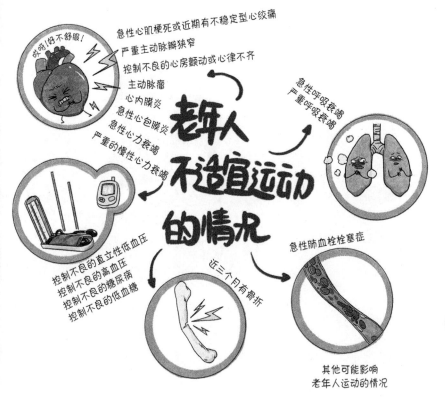

急性心肌梗死或近期有不稳定型心绞痛
严重主动脉瓣狭窄
控制不良的心房颤动或心律不齐
主动脉瘤
心内膜炎
急性心包膜炎
急性心力衰竭
严重的慢性心力衰竭

急性呼吸衰竭
严重呼吸衰竭

控制不良的直立性低血压
控制不良的高血压
控制不良的糖尿病
控制不良的低血糖

近三个月有骨折

急性肺血栓栓塞症

其他可能影响
老年人运动的情况

三、营养治疗

营养治疗是治疗肌少症的基本方法之一。需要强调的是，营养治疗不是简单意义上的"加强营养"，而是由有经验的临床营养师制订个性化治疗方案。营养治疗与运动治疗（尤其是抗阻运动）联合效果更佳。肌少症患者对各种营养素的需求因人而异，这里仅介绍肌少症患者搭配不同营养素的基本原则，不能作为肌少症进行营养治疗的唯一依据。

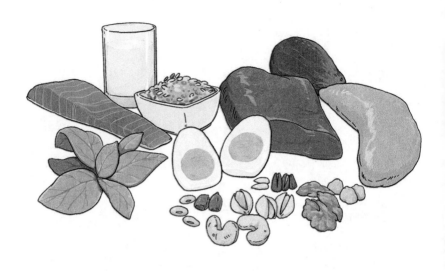

1. 蛋白质

肌肉是人体储备蛋白质的主要器官。为了维持这种储备，需要通过饮食不断补充蛋白质。研究表明，保持充足的蛋白质摄入对治疗肌少症至关重要。高蛋白饮食可以使老年人肌肉蛋白质合成增加约50%，如果将高蛋白饮食和抗阻运动相结合，就能使肌肉蛋白质合成增加超过100%。但是这种联合治疗与单纯高蛋白饮食相比是否能额外增加肌少症患者的肌肉力量或活动能力还不清楚。

随着年龄增长，人体合成蛋白质的能力逐渐减弱。即使保持饮食中蛋白质含量与年轻人相似，老年人合成蛋白质的能力也远逊于年轻人。因此，理论上老年人需要从食物中获取更多的蛋白质才能维持肌肉蛋白质的储量。但是，过多的蛋白质又会增加肾脏负担，因此建议65岁及以上老年人每天食物中的蛋白质含量应该达到1.0～1.5克/千克体重，也就是说一个体重50千克的老年人，每天应该至少摄入50～75克蛋白质。注意！有肾脏疾病的老年人不适合按照这个推荐量来补充蛋白质，具体应该咨询肾内科医生或临床营养师。

对于有久坐习惯的人士而言，试图单纯通过高蛋白饮食治疗肌少症是不现实的。最新研究发现，即使每天大量补充蛋白质（1.6克/千克体重），也不会改善久坐青年男性的肌肉蛋白质合成速率和肌肉功能。另外，"肌肉饱和现象"即进食蛋白质后短时间内（2～3小时），即使再进食更多的蛋白质也不会进一步增加肌肉蛋白质的合成。因此，盲目补充大量蛋白质治疗肌少症是不合理的。

此外，蛋白质摄入对老年人肌少症的治疗价值在不同性别和种族间可能还存在差异。美国一项研究发现高蛋白饮食可以改善老年女性（尤其是黑人女性）的肌肉量和步行速度，但在男性中却并未观察到这种益处。该研究还发现无论在老年男性或女性，高蛋白饮食都可以改善运动能力。

补充蛋白质时还需要考虑食物的种类，通常蛋白质可以粗略地分为动物蛋白（如肉和奶）和植物蛋白（如大豆、豆腐等）两大类。传统观念认为动物蛋白更为"优质"，因为动物蛋白含有更多的"必需氨基酸"（具体见第七章）。但最新研究却发现，补充植物蛋白比动物蛋白能够更好地降低老年人的肌少症风险。因此，肌少症患者在平时饮食中应该注意植物蛋白和动物蛋白的均衡。

2. 必需氨基酸

氨基酸是形成蛋白质的主要成分（具体见第七章）。虽然自然界已经发现了约500种氨基酸，但是构成人体蛋白质的只有20种，其中12种是人体自身能合成的，称为非必需氨基酸，另外8种氨基酸人体自身不能合成，因此称为必需氨基酸。必需氨基酸中有3种（缬氨酸、亮氨酸和异亮氨酸）的分子结构都带有分支侧链，称为支链氨基酸，它能够刺激肌肉生长，并在运动过程中为肌肉提供能量，从而增强运动表现，促进运动后肌肉恢复。

对现有研究进行汇总发现，单纯补充必需氨基酸并不能改善肌少症患者的肌肉量、肌肉力量和躯体功能，唯一例外的是亮氨酸。亮氨酸占肌肉蛋白质中必需氨基酸的40%，地位尤为重要。对现有研究的汇总分析发现，补充亮氨酸对健康老年人的肌肉量和肌肉力量无明显疗效，但可以明显增加老年肌少症患者的肌肉量。

3. β-羟基-β-甲基丁酸

β-羟基-β-甲基丁酸（HMB）是亮氨酸的活性代谢产物。亮氨酸调节人体肌肉的蛋白质合成，HMB在这一过程中起着重要作用。然而，亮氨酸转化为HMB的比率很低，人体内通常只有约5%的亮氨酸转化为HMB。研究发现，HMB具有增加肌肉质量和减少运动损伤的作用。早在1995年HMB即获得美国食品药品监督管理局（FDA）批准，使用范围为医用营养食品和特殊膳食。2010年我国卫生部公告批准HMB作为新资源食品，使用范围为运动营养食品、特殊医学用途配方食品，推荐量为≤3克/天。国内外众多研究证实HMB具有良好的耐受性和安全性。

目前，HMB单独和作为营养强化剂与其他营养物质联合应用已被用于防治多种病理状况（如严重创伤、慢性阻塞性肺疾病、肿瘤恶病质、艾滋病）的骨骼肌丢失。研究表明，补充HMB也有利于增强肌肉力量，而且可能有利于改善身体成分。2021年比利时老年医学会对全球针对HMB的研究进行汇总，结果发现虽然单纯补充HMB不能改善肌少症患者肌肉力量，但能显著增加患者的肌肉量。HMB联合抗阻运动治疗肌少症可能疗效更佳，但尚需进一步研究。

4. 维生素

维生素是一类微量有机物质，在人体生长、代谢、发育过程中发挥重要作用，常见的包括维生素B、维生素C、维生素D、维生素E等。其中，每一类维生素又包括许多小类，如维生素B包括维生素B_1、维生素B_2、维生素PP、维生素B_6、泛酸、生物素、维生素B_{12}、叶酸等。关于维生素与肌少症的研究刚刚起步，结论还不确切，在此不做过多介绍，而只强调一些关键点。

首先，在维生素大家族中，研究最多的是维生素D对肌少症的治疗作用。目前大多数研究发现维生素D对老年人的肌肉功能有改善作用，尤其是维生素 D 缺乏的老年人。维生素 D 对老年人还有多种其他益处，包括提高免疫力和防治骨质疏松等。因此，对于有维生素 D 缺乏或者骨质疏松的老年人，建议适当补充维生素 D（每天 800~1000U）。

其次，研究发现维生素 B、维生素 C、维生素 E 缺乏都和肌少症具有一定的相关性。因此，老年人应该注意饮食的营养均衡，尤其注意富含维生素的水果和蔬菜摄入。

5. 微量元素和矿物质

微量元素和矿物质是人体必需的元素，对维持人体生长代谢具有重要的作用，包括镁、钾、钠、铁、铜、锰、锌、硒等。某些微量元素和矿物质对肌肉的代谢和功能发挥至关重要的作用。例如，肌肉是人体内镁的主要储存器官，它对肌肉的能量代谢、蛋白质合成及肌肉的收缩和松弛都非常重要。许多研究都证实血液和肌肉中的镁含量都与肌肉量和肌肉功能有密切关系。补充镁不仅可以额外增加年轻人的肌肉力量，也可以改善老年人的躯体功能。而饮食中镁摄入量减少也与肌少症关系密切。此外，随着年龄增长，消化道和肾功能退化，使得老年人容易出现镁摄入不足的情况。

还有研究发现钙、磷摄入不足与肌少症患病率密切相关。血清中硒含量缺乏也与肌肉萎缩和力量下降有关，因此老年人在平时要注意饮食中微量元素和矿物质的摄入。

6. 脂肪酸

脂肪作为一种营养素近年来"臭名昭著"。实际上，脂肪是一大类重要营养素的总称，其中既有"坏"脂肪，也有"好"脂肪。人体内超过95%的脂肪以甘油三酯的形式存在，甘油三酯是由脂肪酸和甘油结合而成。由于甘油保持不变，所以脂肪酸的类型决定了甘油三酯的种类。

"坏"脂肪主要指饱和脂肪酸、氢化脂肪酸和反式脂肪酸，这类脂肪在室温下通常呈固态，如动物性脂肪（猪油、奶酪、黄油等）、热带植物油（棕榈油、椰子油等）、氢化油（人造奶油、起酥油等），大量摄入这类脂肪是导致心血管疾病的主要原因之一，应该严格限制食用量；"好"脂肪主要指单不饱和脂肪酸和多不饱和脂肪酸，这类脂肪在室温下通常呈液态，如植物油（橄榄油、葵花籽油、花生油等）和各种鱼油，这类脂肪可以适量进食。

多不饱和脂肪酸又可分为ω-3和ω-6脂肪酸等，其中ω-3脂肪酸不仅有利于心血管健康，也有利于肌少症。对66项研究的汇总分析发现，ω-3脂肪酸不仅可以增加肌少症患者的肌肉量，还可以改善肌肉力量。而ω-6脂肪酸对肌少症并无益处，而且其有促进炎症的作用。因此，肌少症患者应该增加食物中ω-3脂肪酸的比例。

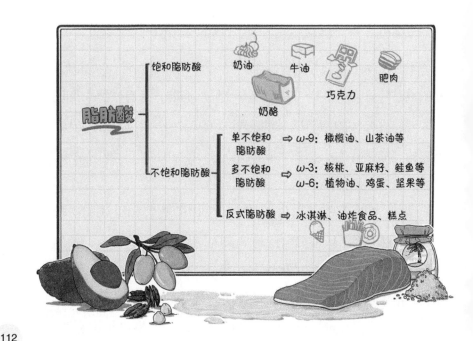

四、未来可能有哪些肌少症治疗药物

目前还没有专门用于治疗肌少症的特效药，但科学家们正在积极研发。这里简单介绍一些具有治疗潜力的药物。

1. 肌生成抑制蛋白抑制剂

肌生成抑制蛋白（myostatin）是人体内一种抑制肌肉生长和促进肌肉蛋白质分解的蛋白质。肌生成抑制蛋白是由肌肉细胞分泌的，随着年龄增长，体内的肌生成抑制蛋白越来越多，导致肌肉逐渐萎缩，进而发生肌少症。因此，通过药物限制肌生成抑制

肌肉少了也是病 肌少症防治图解

蛋白的作用理论上可以治疗肌少症。目前已经有多种肌生成抑制蛋白抑制剂（如stamulumab、landogrozumab、trevogrumab等）正在进行临床研究，但其疗效还不确定。

2. 雄激素

雄激素，又称男性激素，包括睾酮、脱氢表雄酮和雄烯二酮。雄激素具有刺激肌肉生长的作用。前期研究发现肌少症患者血液中的睾酮含量明显低于正常人。衰弱老年人每天使用睾酮透皮贴50毫克，疗程6个月，可以显著改善肌肉量和肌肉力量。睾酮与运动治疗配合疗效更佳，但是睾酮治疗也可能引发不良反应，如下肢水肿、男性乳房发育、红细胞增多、心血管疾病、睡眠呼吸暂停和前列腺癌等。因此，睾酮并不是治疗肌少症的理想选择。

脱氢表雄酮治疗肌少症的研究甚少，而且多数研究显示单独使用脱氢表雄酮不能改善老年人的肌肉量和躯体功能。个别研究发现脱氢表雄酮与抗阻运动联合治疗可以提高肌少症患者的肌肉力量和躯体功能。考虑到脱氢表雄酮也可能导致睾酮类似的不良反应，目前不建议用它治疗肌少症。此外，目前还没有雄烯二酮治疗肌少症的研究。

3. 选择性雄激素受体调节剂

选择性雄激素受体调节剂是人工合成的雄激素调节剂，是睾酮的替代品。它具有与睾酮相似的促进肌肉合成代谢作用，而无须担心传统雄激素疗法的不良反应，因此被寄予厚望。研究发现ostarine（一种选择性雄激素受体调节剂）可以增加健康老年人的肌肉量和下肢力量。而另一种选择性雄激素受体调节剂MK-0773联合维生素D和高蛋白饮食可以显著改善肌少症女性的肌肉量，但不能改善肌肉力量和躯体功能。然而，目前这类药物的研究刚刚起步，还不能应用于临床。

4. 雌激素和植物雌激素

雌激素，又称女性激素，包括雌酮和雌二醇等。与雄激素不同，雌激素对肌肉的作用并不确切，研究结论彼此矛盾。有些研究发现雌激素能增加肌肉力量，另一些研究却发现雌激素对肌肉量和肌肉力量都没有明显的影响。考虑到雌激素还可能导致乳腺癌、子宫内膜癌、卵巢癌、下肢静脉血栓和卒中，目前并不推荐使用雌激素治疗肌少症。

植物雌激素几乎只由豆科植物产生，其典型代表是大豆异黄酮，它具有降脂作用，有利于血管舒张，降低空腹血糖和调节胰岛素水平，还有助于抑制慢性炎症。最近有研究表明，绝经后肌少症妇女补充大豆异黄酮可以明显增加肌肉量和肌肉力量，值得进一步研究。

5. 生长激素

生长激素是脑垂体产生的一种激素，作用是促进全身各器官生长，对人体生长发育起着关键性作用。生长激素可以促进人体蛋白质合成。老年人体内的生长激素水平随着年龄增长而下降，因此老年人补充生长激素理论上有助于改善肌少症。

对15项研究进行汇总分析发现，对缺乏生长激素的成年人补充生长激素可以明显增加患者的运动能力和肌肉量。另一项研究发现，生长激素治疗6个月可以增加健康老年人的肌肉量，减少体脂量，但不能改善躯体功能。有研究还发现，应用生长激素联合睾酮治疗4个月可以显著改善老年男性的肌肉量和肌肉力量，同时减少体脂量。但也有研究发现，对老年男性和绝经后妇女而言，生长激素联合运动并没有明显的效果。值得注意的是，这些研究都不是在肌少症患者中进行的，而且生长激素治疗还可能导致一系列不良反应，如直立性低血压、糖尿病、水肿、关节痛和男性乳房发育等，所以目前也不推荐使用。

除了上述药物外，还有一些治疗肌少症的药物（如胃饥饿素、褪黑素、血管紧张素转化酶抑制剂）也处于研究阶段，因篇幅所限，不再赘述。

五、还有其他治疗肌少症的方法吗

很多老年肌少症患者由于各种原因不适宜主动运动，此时除营养干预和改善生活方式外，还可以采用被动运动的方式治疗肌少症。

1. 全身振动训练

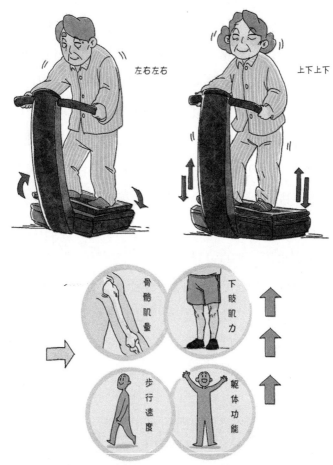

左右左右

上下上下

骨骼肌量

下肢肌力

步行速度

躯体功能

遵照专业人士指导进行全身振动训练，可有效提高身体机能

全身振动训练（WBV）是一种通过机械振动刺激神经肌肉反射改善神经-肌肉-骨骼系统功能的治疗手段。研究表明，WBV可有效改善老年人的平衡和步态速度，也有助于

改善卒中和骨关节炎患者的行走能力。近年来在肌少症患者中的研究也显示，WBV可以改善患者的骨骼肌量、下肢肌力、步行速度和躯体功能。尽管也有研究发现，抗阻运动比WBV更好，但对不宜运动的老年肌少症患者而言，WBV仍不失为一种有效的替代运动方案。注意！WBV应该在专业人士的指导下进行，以下情况的老年人不适合WBV：急性心肌梗死、急性感染、静脉血栓性疾病、恶性肿瘤患者等。最后，WBV的最佳振动频率、振幅、治疗和间隔时间均有待进一步研究。

2. 全身肌电刺激治疗

全身肌电刺激（WB-EMS）设备主要是利用粘贴于皮肤上的电极将振动波传入电极附近的肌肉进行刺激，诱发肌肉不自主收缩，从而阻止肌肉萎缩和功能退化。WB-EMS设备最多能同时激活14个肌肉群。初步研究显示，WB-EMS可以改善老年人的躯体功能、下肢力量和体脂率。每周1次WB-EMS还可以改善成年男性的大腿肌肉量。但是，WB-EMS治疗肌少症的强度、频率、疗程还有待进一步研究确定。

不论是WBV还是WB-EMS，都属于被动锻炼，难以达到主动运动的锻炼效果，也不能产生运动快感，因此只推荐用于不能或不适宜进行主动运动的肌少症患者。

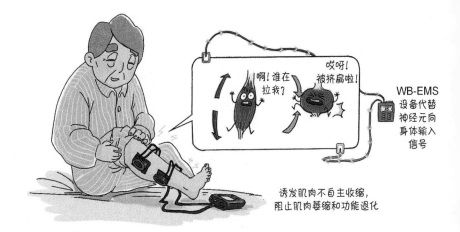

WB-EMS
设备代替
神经元向
身体输入
信号

诱发肌肉不自主收缩，
阻止肌肉萎缩和功能退化

💡 治疗小·贴士

1. 如果我已经患肌少症，运动多久才会有效果

传统观念认为即使抗阻运动强度足够，也需要至少12周才能看到明显效果。但是，2019年北欧一项研究针对肌少症前期老年患者设计了营养干预联合抗阻运动的方案，该方案实施10周以后就显示出显著效果。此外，运动效果的显现与患者的基础健康状况、营养状况和体力状况密切相关，个体差异较大。

对于重度肌少症患者，治疗之初可能行走都较为困难，在刚开始运动时建议在床上或椅子上做一些大关节（如膝关节和髋关节）附近的肌肉训练，待下肢功能增强后，开始平衡训练，逐渐过渡到步行，然后再开始抗阻运动。整个过程最好在专业人员指导下进行，家属从旁学习和协助，帮助患者反复练习，必须持之

肌肉少了也是病　肌少症防治图解

以恒才能达到改善肌肉量和肌肉力量的效果。

总之，肌少症是一种慢性病，需要做好打"持久战"的心理准备。

2. 肌少症患者可以用步行代替抗阻运动吗

首先需要明确，对于肌少症患者，步行不能替代抗阻运动。但是研究表明，即使较低的运动量，也会带来健康益处，步行也比完全不运动更好，尤其对于重度肌少症患者，步行是一种不错的培养运动习惯的方式。肌少症患者可以从步行开始，逐步过渡到抗阻运动和其他运动方式。

3. 老年肌少症患者长期体育锻炼的安全性如何

研究表明，只要坚持科学而循序渐进的原则，老年肌少症患者长期体育锻炼（＞1年）是安全有效的，不会增加骨折、住院等风险，相反还可以改善肌肉力量、平衡能力、躯体功能和认知功能。但是，老年人运动最好在专业人士的指导和监督下进行。

4. 老年人运动有哪些注意事项

对于老年人而言，在开始运动前进行严格的综合评估和筛选是非常必要的，老年人应该在专业人士的指导下全面评估自身健康状况、心肺功能、慢性病、老年综合征等，以便决定是否能进行运动，以及进行哪些运动更合适，尤其需要筛检是否存在运动禁忌证。已经开始运动的老年人也应该定期监测心率、血压、血糖、体重，定期进行健康体检，尤其是在健康状况发生较大变化或应激时，更应该及时评估运动的能力与风险。

循序渐进是所有运动的基本原则，老年人尤其如此。运动强度应从低到高逐渐过渡，逐渐延长运动时间，运动次数由少到多，切不可急于求成。每次参加运动前，需要先进行准备活动（包括上臂、大腿和腰部）以避免运动损伤。运动完成后还应该进行恢复活动。运动过程中要注意自身的感受，如果出现头晕、恶心、呕吐、心悸、胸闷、出冷汗等情况，应及时减轻运动强度，如果休息后不能缓解，则应该立即就医。

（杨 茗 付 彦）

参考文献

Elstgeest LEM，Schaap LA，Heymans MW，et al，2020. Sex-and race-specific associations of protein intake with change in muscle mass and physical function in older adults：the Health，Aging，and Body Composition（Health ABC）Study. Am J Clin Nutr，112（1）：84-95.

Gielen E，Beckwée D，Delaere A，2021. Nutritional interventions to improve muscle mass，muscle strength，and physical performance in older people：an umbrella review of systematic reviews and meta-analyses. Nutr Rev，79（2）：121-147.

Kilroe SP，Fulford J，Jackman S，et al，2021. Dietary protein intake does not modulate daily myofibrillar protein synthesis rates or loss of muscle mass and function during short-term immobilization in young men：a randomized controlled trial. Am J Clin Nutr，113（3）：548-561.

Montiel-Rojas D，Nilsson A，Santoro A，et al，2020. Fighting sarcopenia in ageing European adults: the importance of the amount and source of dietary proteins. Nutrients, 12(12): 3601.

Symons TB, Sheffield-Moore M, Mamerow MM, et al, 2011.The anabolic response to resistance exercise and a protein-rich meal is not diminished by age. J Nutr Health Aging, 15(5): 376-381.

Wolfe RR, Miller SL, Miller KB, 2008. Optimal protein intake in the elderly. Clin Nutr, 27(5): 675-684.

第七章

如何预防肌少症（营养篇）

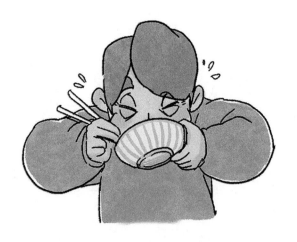

　　除了衰老，营养不良和活动能力下降是诱发肌少症的主要因素。营养不良是指饮食不均衡导致的营养素缺乏、过剩或比例失调。与大众常识不同的是，营养不良既包括营养不足，又包括营养过剩。本章我们讨论的营养不良主要指营养不足，包括蛋白质摄入过少、能量摄入不足、微量营养素缺乏等。据统计，约2/3的老年人存在营养不良或营养不良风险。在患肌少症的老年人中，营养不良的比例更高。

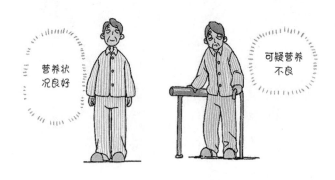

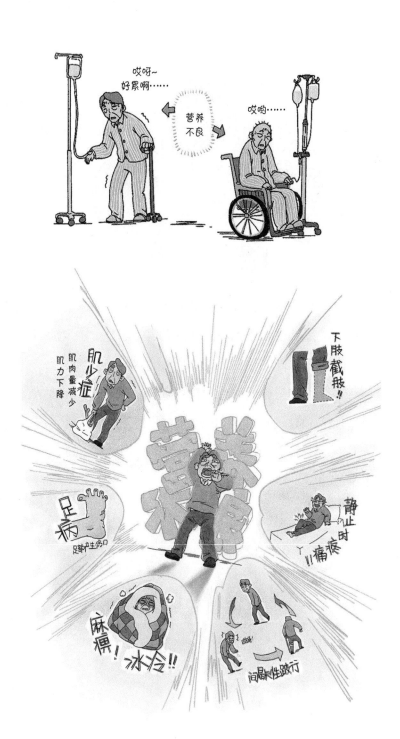

肌肉少了也是病　肌少症防治图解

老年人容易发生营养不良与诸多因素有关。首先，老年人牙齿逐渐脱落，咀嚼食物的能力下降；其次老年人味觉、嗅觉功能减退，对食物刺激的敏感性下降，从而食欲下降，进食意愿不足；加之消化吸收功能降低，表现为机体对营养物质的消化吸收能力下降，致使许多老年人出现营养不良。虽然衰老无法逆转，但是合理的营养管理可有效预防营养不良和肌少症，并提高老年人的生活质量。

本章主要介绍如何对老年人进行营养筛查和评定，以及如何从营养角度预防肌少症。

一、营养筛查和评定

营养干预是防治肌少症的方法之一。及时对老年人（尤其是可能患肌少症的老年人）进行营养不良评定，有助于早期发现营养不良风险，为合理的营养干预提供有价值的信息。营养不良评定可以分为营养筛查和营养评定两步。

1. 营养筛查

应用营养筛查工具对老年人进行营养筛查，目的是初步判断是否存在营养不良风险或营养不良。常用的营养筛查工具包括营养风险筛查2002（nutritional risk screening 2002，NRS-2002）、营养不良通用筛查工具（malnutrition universal screening tool，MUST）、微型营养评定简表（mini-nutritional assessment short-form，MNA-SF）。

其中，MNA-SF主要适用于65岁及以上人群。该简表简便快捷，约3分钟就可以完成。评估内容包括体重指数（计算方法见第二章）、最近体重下降情况、急性疾病或应激状态、卧床、痴呆或抑郁、食欲下降或进食困难、小腿围。当无法获得体重指数时，可以用小腿围代替。MNA-SF满分为14分，12～14分提示营养正常，8～11分提示有营养不良风险，0～7分提示营养不良。如果存在营养不良风险或营养不良，接下来需要进行营养评定以进一步确认患者的营养状况。

2. 营养评定

营养评定是由接受过培训的营养师、护士及临床医师对患者的临床病史、营养摄入史、营养代谢情况、机体各类功能等进行的全面评定，包括患者器官功能相关的血液生化检查、人体测量、身体成分测定、复合型营养评定等内容，目的是对患者进行营养不良诊断和分级。

目前临床常用的营养评定工具有主观全面评定（subjective global assessment，SGA）量表、患者参与的主观全面评定（patient-generated subjective global assessment，PG-SGA）量表、微型营养评定（mini-nutritional assessment，MNA）量表等。

其中，MNA量表是专门用于评价老年人营养状况的工具，该量表不需要进行实验室检查，临床尤为常用。MNA量表包含18

个问题，其中前6个问题（A～F）构成筛查量表（也就是前文提及的MNA-SF），如果筛查得分≥12分，则提示没有营养不良风险，无须继续评估后面的12个问题（G～R）；如果筛查得分≤11分，则提示可能存在营养不良，应该继续评估后面的12个问题。MNA量表满分为30分，总分17～23.5分提示有营养不良风险，总分＜17分提示营养不良。

微型营养评定量表

A. 既往3个月内是否由于食欲下降、消化问题、咀嚼或吞咽困难而摄食减少	☐严重食欲下降	计0分
	☐轻度食欲下降	计1分
	☐无食欲下降	计2分
B. 既往3个月体重下降情况	☐体重下降超过3千克	计0分
	☐体重下降情况不清楚	计1分
	☐体重下降1～3千克	计2分
	☐无体重下降	计3分
C. 活动能力	☐需卧床或长期坐着	计0分
	☐不依赖床或椅子，但不能外出	计1分
	☐能独立外出	计2分
D. 过去3个月内，是否遭受精神创伤或急性疾病	☐"是"	计0分
	☐"否"	计2分
E. 精神心理问题	☐严重痴呆或抑郁	计0分
	☐轻度痴呆	计1分
	☐无精神心理问题	计2分
F. 体重指数（BMI）	☐BMI＜19kg/m²	计0分
	☐BMI 19～＜21kg/m²	计1分
	☐BMI 21～＜23kg/m²	计2分
	☐BMI≥23kg/m²	计3分
G. 是否生活自理（不住养老院或医院）	☐"否"	计0分
	☐"是"	计1分

H. 是否每天服用3种以上处方药	☐ "否"	计0分
	☐ "是"	计1分
I. 是否有压疮或皮肤溃疡	☐ "否"	计0分
	☐ "是"	计1分
J. 每天吃几顿主餐	☐ 1顿	计0分
	☐ 2顿	计1分
	☐ 3顿	计2分
K. 蛋白质摄入情况	• 每天至少1份（250毫升）奶制品（牛奶、奶酪、酸奶）	
	• 每周2份或更多的豆类或鸡蛋	
	• 每天进食肉、鱼或禽类	
	☐ 0或1个 "是"	计0分
	☐ 2个 "是"	计0.5分
	☐ 3个 "是"	计1分
L. 每天进食2份或更多的水果或蔬菜	☐ "否"	计0分
	☐ "是"	计1分
M. 每天饮水量（包括水、果汁、咖啡、茶、牛奶等）	☐ 3杯以下（每杯250毫升）	计0分
	☐ 3~5杯	计0.5分
	☐ 5杯以上	计1分
N. 进食模式	☐ 无法独立进食	计0分
	☐ 独立进食稍有困难	计1分
	☐ 完全独立进食	计2分
O. 自我评定营养状况	☐ 自觉营养不良	计0分
	☐ 不清楚	计1分
	☐ 自觉营养良好	计2分
P. 与同龄人相比，您如何评价自己的健康状况	☐ 比别人差	计0分
	☐ 不清楚	计0.5分
	☐ 和别人一样	计1分
	☐ 比别人好	计2分

Q. 上臂围（MAC，厘米）	☐ MAC＜21	计0分
	☐ MAC 21～＜22	计0.5分
	☐ MAC≥22	计1分
R. 小腿围（CC，厘米）	☐ CC＜31	计0分
	☐ CC≥31	计1分

通过营养筛查与评价，可以尽早发现营养不良风险与营养不良，及时进行干预，从而预防肌少症发生。

二、预防肌少症的营养建议

30～40岁时人体肌肉量和肌肉力量达到峰值，此后逐年下降。肌肉量峰值越高，今后发生肌少症的可能性越小，发生时间也越晚。因此，肌少症的预防比治疗更重要。自青少年时期起就应注意平衡膳食和积极户外运动，以提高肌肉量峰值，在中老年时也应保证充足营养和适当运动，减缓肌肉丢失的速度，以预防肌少症发生。

通过营养管理预防肌少症的原则是以充足能量和蛋白质供给为基础，并通过膳食适当补充维生素D、多不饱和脂肪酸等营养素。下面分别进行介绍。

1. 能量

每天能量的需要量因人而异，与年龄、生理状况、劳动强度、身体活动水平等因素密切相关，既要防止长期过多摄入能量导致肥胖，又要避免盲目节食导致营养摄入不足。各类健康人群能量摄入量的推荐值可参考下表。肌少症患者推荐摄入30～35千卡/千克体重的能量，这里的体重以标准体重计算。标准体重的概念和计算方法见本章的小贴士。

假设一名70岁男性患者，身高160厘米，体重66千克，那他的标准体重为160–100=60千克，能量需要量则为60×（30～35），结果为1800～2100千卡。

中国居民膳食能量需要量

人群	能量（千卡/天）					
	身体活动水平（轻度）		身体活动水平（中度）		身体活动水平（重度）	
	男	女	男	女	男	女
0岁～	–	–	每天90千卡/千克体重	每天90千卡/千克体重	–	–
0.5岁～	–	–	每天80千卡/千克体重	每天80千卡/千克体重	–	–
1岁～	–	–	900	800	–	–
2岁～	–	–	1100	1000	–	–
3岁～	–	–	1250	1200	–	–
4岁～	–	–	1300	1250	–	–
5岁～	–	–	1400	1300	–	–
6岁～	1400	1250	1600	1450	1800	1650
7岁～	1500	1350	1700	1550	1900	1750
8岁～	1650	1450	1850	1700	2100	1900
9岁～	1750	1550	2000	1800	2250	2000

人群	能量（千卡/天）					
	身体活动水平（轻度）		身体活动水平（中度）		身体活动水平（重度）	
	男	女	男	女	男	女
10 岁～	1800	1650	2050	1900	2300	2150
11 岁～	2050	1800	2350	2050	2600	2300
14 岁～	2500	2000	2850	2300	3200	2550
18 岁～	2250	1800	2600	2100	3000	2400
50 岁～	2100	1750	2450	2050	2800	2350
65 岁～	2050	1700	2350	1950	–	–
80 岁～	1900	1500	2200	1750	–	–
孕妇（孕早期）	–	+0	–	+0	–	+0
孕妇（孕中期）	–	+300	–	+300	–	+300
孕妇（孕晚期）	–	+450	–	+450	–	+450
哺乳期妇女	–	+500	–	+500	–	+500

注："–"表示未制订参考值；"+"表示在同龄人群参考值基础上额外增加。轻度身体活动水平：整理床、洗碗、熨烫衣物、收拾餐桌、打台球等；中度身体活动水平：快走、下楼、跳舞、练瑜伽、打太极拳、骑自行车等；重度身体活动水平：跑步、踢足球、游泳、跳绳、轮滑、比赛训练、举重、搬重物、挖掘等。

2. 蛋白质

蛋白质是人体生长发育所必需的营养物质，与脂肪和碳水化合物一起合称"三大营养素"。蛋白质的结构像一串串纠缠在一起的珍珠项链，其中的"珍珠"各不相同，这就是大家耳熟能详的氨基酸。氨基酸是构成蛋白质的基本单位。自然界已经发现了500种以上的氨基酸，而构成人体蛋白质的氨基酸只有20种，但正是这20种氨基酸通过不同的方式排列组合，形成了超过10万种蛋白质。

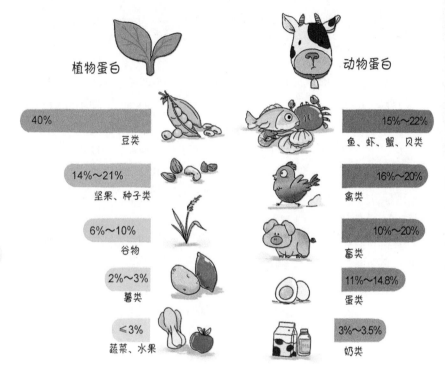

　　蛋白质不仅是能量来源，还是修复更新细胞、生成免疫细胞和肌肉细胞的原材料，同时也参与调节人体的许多生理功能。蛋白质摄入不足将直接影响肌肉的合成代谢，因此充足的蛋白质供给和合理的摄入模式对延缓肌少症发生至关重要。尤其对老年人来说，蛋白质的合成代谢本身就会减弱，因此老年人更需要适量增加蛋白质摄入才能维持肌肉的正常生理代谢，从而延缓肌少症。在选择摄入蛋白质时需要从"质量"和"数量"两个方面考虑。

✚ 摄入蛋白质的质量

食物中蛋白质营养价值的高低主要取决于其所含必需氨基酸的种类、含量及比例是否与人体所需相近。

必需氨基酸是指在人体内不能合成或合成量不能满足人体需要，必须由食物蛋白质供给的氨基酸。人体必需氨基酸有8种，即亮氨酸、异亮氨酸、赖氨酸、甲硫氨酸、苯丙氨酸、苏氨酸、色氨酸、缬氨酸。

富含氨基酸的食物种类和特点

必需氨基酸食物来源		特点
动物性食物	瘦肉、奶、蛋、鱼	必需氨基酸数量比较多，各种氨基酸的比例恰当，生物特性与人体接近，容易被人体消化吸收
植物性食物	大豆、燕麦	其中的蛋白质为优质蛋白质，与蛋、奶、鱼、肉中的蛋白质相比，仍然有一定差距

注：优质蛋白质即食物蛋白质的氨基酸模式接近人体蛋白质的氨基酸模式，容易被人体吸收利用。

日常生活中，大米、小麦、玉米等一系列禾谷物缺乏赖氨酸这种必需氨基酸，但是豆类（红豆、黄豆、芸豆等）含有大量赖氨酸。将禾谷类和豆类放在一起吃，禾谷类的短板正好被豆类补充，可以提升摄入蛋白质的营养价值。

亮氨酸、缬氨酸和异亮氨酸统称支链氨基酸。支链氨基酸作为合成蛋白质的原料，可以促进肌肉蛋白质合成，因此是营养管理预防肌少症的中流砥柱。研究发现，补充支链氨基酸可以改善运动表现，减少肌肉丢失。在以上三种必需氨基酸中，亮氨酸促进肌肉蛋白质合成的作用尤为显著，推荐肌少症患者亮氨酸的每天最低摄入量为55毫克/千克体重。

支链氨基酸含量高的食物

食物类别	举例	亮氨酸含量（毫克/100克）	缬氨酸含量（毫克/100克）	异亮氨酸含量（毫克/100克）
主食	油面筋	1831	1000	948
	薏米	1773	781	505
	高粱米	1506	562	459
	糜子	1473	735	530
	小米	1166	483	392
肉蛋类	武昌鱼	1961	952	1442
	丁鱥	1897	921	1559
	金枪鱼	1812	1099	942
	鳟鱼	1695	1276	890
	梭子蟹（母）	1881	1108	1104
	青虾	1950	900	1120
	鸡胸肉	1900	1120	930
	鸭胸肉	1590	948	886
	鸽肉	1508	814	848
	羊肉（青羊）	2010	1220	1057
	牛里脊	1951	1238	1078
	猪肉（瘦）	1694	1050	922
	鸡蛋	1047	636	649
	鸭蛋	1062	722	583

肌肉少了也是病　肌少症防治图解

食物类别	举例	亮氨酸含量（毫克/100克）	缬氨酸含量（毫克/100克）	异亮氨酸含量（毫克/100克）
肉蛋类	鹅蛋	994	815	636
	鹌鹑蛋	1003	724	566
菌类、藻类	鸡枞（干）	2980	1380	1940
	牛肝菌（干）	2840	890	1960
	榛蘑（干）	2490	1330	1610
	螺旋藻（干）	4580	3434	2775
	裙带菜（干）	1870	1200	1050
奶类	牛乳	253	139	119
	酸奶	203	121	111
豆类	黄豆	2819	1726	1853
	黑豆	2681	1704	1463
	绿豆	1761	1189	976
	红豆	1529	923	841
坚果、种子	西瓜籽（熟）	2010	1280	1130
	葵花籽	1800	1390	1170
	杏仁（熟）	1800	990	910

摄入蛋白质的数量

普通成年人每天应摄入1.0克/千克体重的蛋白质，但这个量不足以维持老年人的肌肉量。为促进老年人蛋白质的合成，减缓骨骼肌蛋白质随年龄增长进行性下降的速度，老年人要适量增加蛋白质摄入量。专家建议老年人每天蛋白质摄入量应达到

1.2～1.5克/千克体重，最好每餐摄入25～30克蛋白质，其中优质蛋白质比例应达到一半及以上。除日常饮食摄入外，适当服用蛋白质补充剂能延缓肌少症发生，特别是蛋白质摄入较少的老年人。

常见食物蛋白质交换表

组别	食物类	能量/蛋白质量	举例
主食	谷类		稻米（如籼米、粳米）、玉米面、小米、荞麦、糯米、小麦粉、薏米50克
	薯类	180千卡/4克	马铃薯、红薯、木薯、山药、芋头、藕200克
	杂豆		绿豆、红豆、豇豆20克；豌豆19克；芸豆17克；扁豆、蚕豆16克
	淀粉类	360千卡/0～1克	豌豆淀粉、玉米淀粉、藕粉、马铃薯粉、小麦淀粉100克
果蔬	叶菜类、豆芽类、葱蒜类、根菜类及茄果类等	50千卡/4克	茭白、海带500克；茄子350克；芦笋、油麦菜、茴香、生菜、大（小）白菜300克；菠菜、瓢儿白、甘蓝、茼蒿、空心菜、青椒、绿豆芽、平菇、蒜薹250克；香菇、芹菜茎、芥菜、金针菇200克；韭菜、豌豆尖、西蓝花100克
	瓜果、根茎类等	50千卡/1克	冬瓜300克；葫芦、菜瓜、南瓜、黄瓜200克；苦瓜、丝瓜150克；西红柿、萝卜100克

组别	食物类	能量/蛋白质量	举例
果蔬	水果	50千卡/1克	哈密瓜、梨、菠萝、芒果、西瓜300克；橙子、苹果、葡萄200克；草莓、香蕉、李子、樱桃、荔枝、桃150克
豆类	干豆类及豆制品		豆浆400毫升；豆腐脑400克；豆奶300毫升；素鸡、千张、油豆腐、豆腐卷、豆腐干35克；黄豆、黑豆25克
肉蛋类及乳类	禽畜肉	90千卡/7克	鸡肉、羊肉、鸭肉50克；兔肉、瘦牛肉、瘦猪肉35克
	水产		草鱼、鲫鱼、黄鱼、基围虾、对虾、鲤鱼、青鱼、罗非鱼、白鱼、生蚝、蟹肉75克；海参、鱿鱼、鲑鱼、鲅鱼、带鱼50克
	蛋类		鸡蛋、鸭蛋、鹅蛋、鹌鹑蛋60克
	乳类		牛乳、酸奶230克
油脂、坚果	坚果类	90千卡/4克	核桃、榛子70克；松子50克；瓜子、花生仁、腰果、杏仁、芝麻20克
	油脂类	90千卡/0克	植物油、动物脂肪10克

3. 维生素D

大量科学证据表明，老年人维生素D水平与肌肉功能有关，维生素D不仅可以促进肌纤维增殖和相关蛋白质合成，提升肌肉量，还可以增加肌肉内钙的储存，促进肌肉收缩，增强肌肉功能。作为肌肉骨骼健康的关键营养素之一，维生素D缺乏也与骨质疏松、骨折、跌倒等密切相关。因此补充维生素D对预防老年人肌少症至关重要。

应密切关注肌少症老年患者体内的维生素D水平，当老年人血清25-羟维生素D水平低于正常值范围时，应该及时补充。推荐18～64岁成年人维生素D摄入量为每天10微克（相当于400U），65岁及以上老年人摄入量为每天15微克（相当于600U）。天然食物中，富含油脂的鱼类，特别是三文鱼、沙丁鱼、金枪鱼，以及干蘑菇、鸡蛋黄和动物内脏中均含维生素D，可有针对性地补充。也可额外服用维生素D以满足生理需要量。

4. ω-3脂肪酸

脂肪是另一类重要的营养素。很多人谈"脂"色变，认为脂肪都对人体有害，甚至滴"脂"不沾，这其实是一种误解。脂肪是重要的能量来源和能量储库，也是构成细胞的重要成分，还有保温、保护重要器官和滋润皮肤的作用。人体内超过95%的脂肪以甘油三酯的形式存在，其他脂肪以磷脂、胆固醇和脂蛋白等形式存在。甘油三酯由甘油和脂肪酸形成，其中甘油总是不变的，于是脂肪酸的种类决定了甘油三酯的种类。所以也有学者将"脂肪"和"脂肪酸"混用。

脂肪酸种类很多，其中有些是"坏"脂肪酸，如反式脂肪酸，应该尽量避免摄入；也有一些是"好"脂肪酸，如ω-3脂肪酸（ω是希腊字母，音译为"欧米伽"，也写作"Omega"），这类脂肪酸应该适当摄入。

ω-3脂肪酸补充剂可增加肌肉蛋白质合成，阻止肌肉分解代谢。ω-3脂肪酸家族成员主要包括α-亚麻酸（ALA）、二十碳五烯酸（EPA）和二十二碳六烯酸（DHA）。

α-亚麻酸是构成细胞膜和生物酶的基础物质，可为生长、细胞代谢及肌肉运动供能。α-亚麻酸在紫苏籽油中占67%，在亚麻籽油中占55%，在沙棘籽油中占32%，在巴马火麻油中占20%，在菜籽油中占10%，在豆油中占8%，在星油藤油中占50%。

DHA是神经系统细胞生长及维持的一种主要元素，也是大脑和视网膜的重要构成成分；EPA是鱼油的主要成分，有益于心血管健康。

食用鱼贝类的EPA和DHA含量表

食用鱼贝类	EPA（克/100克）	DHA（克/100克）
磨齿钝齿鱼	0.9	1.3
斑尾小鲃	3.0	1.6
云鲥	3.0	9.0
墨脱四须魮鱼	3.0	2.1
虹鳟	0.8	2.2
理氏裂腹鱼	2.4	0.9
黄鳍结鱼	2.0	1.2
绿腹丽鱼	1.2	1.9
尖吻鲈鱼	1.6	1.3
石斑鱼	0.5	1.1
黑边鲷	2.2	2.3
长头小沙丁鱼	9.4	5.3

食用鱼贝类	EPA（克/100克）	DHA（克/100克）
白带鱼	2.0	5.7
秘鲁唇指鲈	1.4	3.0
太平洋鲳鱼	0.2	2.6
智利鳕鱼	0.7	1.5
智利竹荚鱼	0.6	2.8
东海鲐鱼	0.5	2.3
多耙牙鲆	0.3	1.7
印度对虾	0.8	0.8
斑节对虾	1.1	0.5
牡蛎	3.8	3.8
翡翠贻贝	1.7	1.6

140

ω-3脂肪酸主要通过抗炎作用影响肌肉蛋白质合成，缓解老年人的肌肉蛋白质合成抵抗现象，老年人每日摄入约3克的ω-3脂肪酸会对其肌肉量、肌肉力量和肌肉功能产生积极影响，有助于预防肌少症。EPA和DHA的总摄入量为0.25～2克/天。

5. 抗氧化营养素

在老年骨骼肌的氧化应激过程中，一些主要的信号通路的激活或失活与蛋白质合成分解的不平衡、线粒体功能障碍和细胞凋亡相关，导致肌纤维萎缩和丢失，最终导致骨骼肌萎缩。抗氧化营养素可减少肌肉氧化应激损伤，对维持肌肉量与肌肉功能有一定的作用。

抗氧化营养素，如维生素C、维生素E、硒、类胡萝卜素、黄酮类和其他植物多酚等，是一些具有抑制自由基产生、清除自由基或抑制自由基对大分子氧化损伤作用的营养素，其可改变体内氧化与抗氧化平衡，减少肌肉损伤，从而达到预防肌少症的作用。研究证明，补充维生素E和维生素C可减少氧化应激，改善肌肉功能。因此，建议多食用深色蔬菜、水果及豆类等富含抗氧化营养素的食物。

富含维生素C、维生素E的常见食物及建议摄入量

抗氧化营养素	常见食物	举例食物营养素含量	摄入量
维生素C	新鲜的蔬菜、水果及坚果	酸枣900毫克/100克、辣椒（红、小）144毫克/100克、萝卜缨（白）77毫克/100克、芥蓝76毫克/100克、番石榴68毫克/100克、豌豆苗67毫克/100克、猕猴桃62毫克/100克、菜花61毫克/100克、苦瓜56毫克/100克、山楂53毫克/100克	推荐摄入量为100毫克/天
维生素E	植物油、坚果、种子类、豆类、蛋黄等	葵花籽油38毫克/100克、山核桃（熟）31毫克/100克、松子仁29毫克/100克、花生油17毫克/100克、玉米油14毫克/100克	适宜摄入量为14毫克/天

6. 膳食推荐

合理营养是保证老年人健康的基石，可有效预防肌少症发生。与青年人和中年人相比，老年人身体功能会出现不同程度的衰退，

如咀嚼、消化能力下降，酶活性和激素水平异常，心脑功能衰退，感官反应迟钝，肌肉萎缩等，这些均会影响老年人的食物摄取、消化和吸收能力，增加老年人营养不良和肌少症的风险。

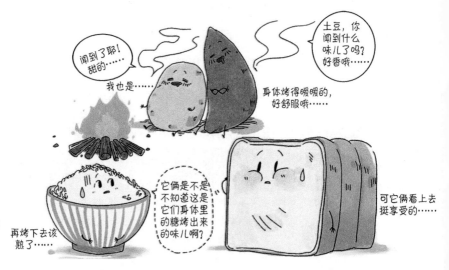

米饭、面包、土豆、红薯都是碳水化合物含量高的食物

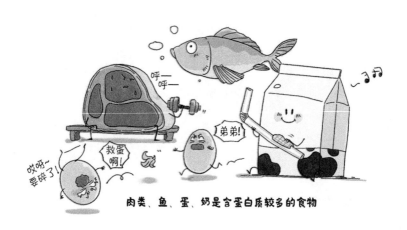

肉类、鱼、蛋、奶是含蛋白质较多的食物

肌肉少了也是病 肌少症防治图解

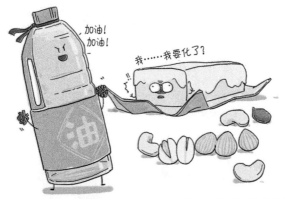

油、黄油、坚果类是含较多碳水化合物、蛋白质、脂质的食物

因此，针对老年人的特点进行特异性膳食指导至关重要，膳食指导内容如下。

✤ 食物多样，以谷类为主

建议老年人每天应摄入12种及以上的食物，包括谷薯类（米面、红薯、马铃薯、山药等）、粗粮（糙米、玉米、荞麦、燕麦等）、杂豆（绿豆、红豆、芸豆、蚕豆等）、蔬菜水果（深颜色蔬果占一半以上），鱼肉、禽肉、瘦肉（适量）、蛋、奶、大豆及其制品（黄豆、黑豆、豆腐、豆干、豆皮、豆浆等）、坚果（核桃、杏仁、榛子等）。

✤ "十个拳头"原则

- 不超过1个拳头的肉类（1个拳头大小的食物为150～200克，鱼、虾、贝、蟹、禽、蛋、瘦肉换着吃）。

- 相当于2个拳头的主食（也包括粗粮、杂豆、薯类）。

- 保证2个拳头的坚果、奶和大豆及其制品（奶及奶制品、大豆及豆制品、坚果）。
- 不少于2个拳头的水果和3个拳头的蔬菜。

✚✚ 合理三餐，适当加餐

- 老年人正餐摄入量有限，可考虑适当加餐。
- 食欲和咀嚼功能尚可的老年人可选择3次正餐和0～1次加餐；食欲较差、进食量下降、存在咀嚼功能障碍的老年人，可选择3次正餐和2～3次加餐。
- 当食欲减退及进食量下降明显时，可在医生或营养师的指导下选用特殊医学用途配方食品或营养补充剂。

✚✚ 十个"一点儿"饮食原则

- 食物品种多一点儿。
- 每种食物少一点儿。
- 粗粮多一点儿。
- 剩菜少一点儿。
- 蔬菜、水果、主食颜色深一点儿。
- 口味淡一点儿。
- 饭菜软一点儿。
- 用餐速度慢一点儿。
- 早餐吃好一点儿。
- 晚餐少一点儿。

✚ 少盐少油

- 养成清淡饮食习惯，少吃高盐和油炸食物。
- 每天摄入的食盐不超过6克（大约啤酒瓶盖平装满一盖），少吃酱肉、卤肉、熏肉及咸菜、咸鱼、咸蛋等腌制食品，减少酱油、味精、豆瓣酱等调味品的使用。
- 每天烹调油25～30克（2～3汤匙），少吃煎炸食品。

✚ 足量饮水

- 主动饮水，少量多次，首选温白开水和淡茶水，每天1500～1700毫升。

✚ 主动身体活动

- 尽量每天进行户外运动，减少久坐时间，每小时起来活动一下。
- 寻找感兴趣的运动方式，多种运动方式（如有氧运动、抗阻运动、平衡运动）结合。

✚ 膳食设计举例

- 假设一名65岁男性患者，身高160cm，体重57千克，那他的标准体重为160–100=60千克，所需能量为1800千卡，蛋白质80克。详细食谱见下表。

一日参考食谱（能量1800千卡，蛋白质80克）

餐别	食物名称	食物材料	量
早餐	荞麦馒头	小麦粉	75克
	荞麦馒头	荞麦粉	25克
	蒸鸡蛋	鸡蛋	50克
	牛奶	牛乳	250毫升
午餐	杂粮米饭	大米	60克
	杂粮米饭	玉米渣	15克
	清蒸鱼	鳜鱼	75克
	番茄烩豆腐	番茄	250克
	番茄烩豆腐	豆腐	75克
	午餐用油	菜籽油	15毫升
晚餐	杂粮米饭	大米	60克
	杂粮米饭	小米	15克
	茄子焖肉	茄子	100克
	茄子焖肉	猪肉（瘦）	75克
	炒时蔬	空心菜	150克
	晚餐用油	菜籽油	15毫升
加餐	水果	桃	200克
全天	全天用盐	食盐	5克

　　注：食谱中所列食物均指食物生重；日常应用中应同类互换：以粮换粮，以菜换菜，以肉换肉，可参考上述常见食物蛋白质交换表。

· 假设一名70岁女性患者，身高150厘米，体重52千克，那她的标准体重为150-100=50千克，所需能量为1500千卡，蛋白质70克。详细食谱见下表。

一日参考食谱（能量1500千卡，蛋白质70克）

餐别	食物名称	食物材料	量
早餐	牛奶燕麦粥	燕麦片	25克
	牛奶燕麦粥	牛乳	250毫升
	糕点	面粉	50克
	水煮蛋	鸡蛋	50克
午餐	杂粮米饭	大米	50克
	杂粮米饭	糙米	10克
	蘑菇炒肉	蘑菇	100克
	蘑菇炒肉	鸡胸肉	60克
	豆腐海带汤	豆腐	75克
	豆腐海带汤	海带	150克
	午餐用油	菜籽油	12毫升
晚餐	杂粮米饭	大米	50克
	杂粮米饭	藜麦	10克
	黄瓜烩虾仁	黄瓜	100克
	黄瓜烩虾仁	虾仁	60克
	炒胡萝卜丝	胡萝卜	150克
	晚餐用油	菜籽油	12毫升
加餐	水果	苹果	150克
全天	全天用盐	食盐	5克

注：食谱中所列食物均指食物生重；日常应用中应同类互换：以粮换粮，以菜换菜，以肉换肉，可参考上述常见食物蛋白质交换表。

7. 营养联合运动干预

合理营养和合理运动对预防肌少症具有协同作用，联合干预比单纯营养干预或运动干预效果好，会产生1+1＞2的效用。专家推荐：

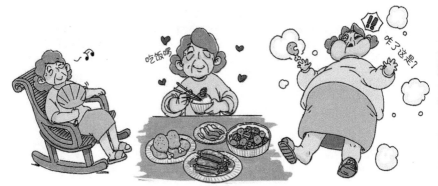

如果缺乏运动却保持摄取足够的营养，则只会增加脂肪而非肌肉

　　存在营养不良或营养不良风险的肌少症患者在自主进食的同时应及时口服营养制剂补充。

　　存在肌少症风险或已经患肌少症的老年人在补充营养的基础上应进行抗阻训练，同时联合有氧运动、拉伸运动和平衡运动以改善躯体功能。对于合并慢性病的老年人，需在基础疾病控制稳定后制订个体化的运动处方，以避免不适当运动造成不良风险。那么究竟应该怎样运动呢？请您阅读第八章。

💡 营养小贴士

1. 什么是标准体重

　　标准体重也称理想体重，常用的简易计算公式为标准体重=身高（厘米）减去105（60岁以下）或者减去100（60岁及以上）。例如：一名身高170厘米、体重62千克的79岁男性，其标准体重为170–100=70千克。一名身高170厘米、体重62千克的53岁男

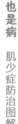

性，其标准体重为170–105=65千克。

地中海饮食是以蔬菜、水果、鱼类、杂粮、豆类和橄榄油为主的饮食模式。由于这种饮食模式是希腊、西班牙、法国等地中海沿岸居民的常见膳食模式，因此称为地中海饮食。地中海饮食一定程度上可以预防肌少症。

地中海饮食的要点如下。

- 以种类丰富的植物性食物为基础，包括大量水果、蔬菜、杂粮、豆类、坚果。

- 对食物的加工尽量简单，并选用当地应季的新鲜蔬果作为食材，避免微量元素和抗氧化成分损失。

- 烹饪时用植物油（含不饱和脂肪酸）代替动物油（含饱和脂肪酸）和各种人造黄油，尤其提倡用橄榄油。

- 脂肪占膳食总能量不超过35%，饱和脂肪酸小于7%～8%。

- 适量的奶酪或酸奶类乳制品，最好选用低脂或脱脂乳制品。

- 每周吃2次鱼或禽类。

- 一周吃不多于7个鸡蛋，可采用各种烹饪方式。

- 用新鲜水果代替甜品、甜食、蜂蜜、糕点类食品。

- 每月最多吃几次红肉，总量不超过7～9两（340～450克），而且尽量选用瘦肉。

- 适量饮用红酒，最好进餐时饮用，避免空腹饮酒。男性每天不超过2杯（约150毫升），女性不超过1杯（约100毫升）。

· 除平衡的膳食结构外，地中海饮食还强调适量平衡的原则、健康的生活方式、乐观的生活态度、每天坚持运动。

在2021年度全球最佳饮食榜单中，地中海饮食位居榜首。坚持地中海饮食的人可摄入更多对肌肉有益的营养素和膳食成分，如蛋白质、维生素D、ω-3脂肪酸、抗氧化营养素，因此有助于预防肌少症。地中海饮食也有助于预防和控制糖尿病、心血管疾病等慢性病。

3. 得舒饮食可以预防肌少症吗

得舒饮食的英文名称为"dietary approaches to stop hypertension"，简称DASH饮食，字面意思是防止高血压的饮食。这种饮食起源于1997年，是美国国家心脏、肺和血液研究所提出用来预防和控制高血压的膳食模式。

得舒饮食的基本原则如下。

· 经常使用脱脂或低脂奶制品，可早餐、两餐之间或睡前饮用或食用低脂牛乳（乳粉）、脱脂牛乳（乳粉）、酸奶、低脂奶酪。

· 多吃水果和蔬菜，做到餐餐有蔬菜，天天有水果。

· 减少红肉摄入量，以鱼肉、禽肉为主，每天肉类的摄入量控制在200克以内。

- 限制摄入钠、糖（糖果、含糖饮料），尤其注意限制高糖、高盐的零食。

- 避免食用含有饱和脂肪酸、胆固醇或反式脂肪酸的食物，增加食物中谷物、家禽、鱼类和坚果的比例，选择全麦食品替代精制米面，减少黄油、奶油的使用。

- 限制酒精摄入。

- 戒烟。

近年来，得舒饮食在最佳饮食榜单上仅略逊于地中海饮食。得舒饮食不仅提供了丰富的钾、镁、钙等矿物质及膳食纤维，增加了优质蛋白质，而且减少了脂肪尤其是饱和脂肪酸及胆固醇，增加了不饱和脂肪酸等，因此有助于降低肌少症、高血压、卒中、2型糖尿病和肥胖的风险。

4. 生酮饮食可以预防肌少症吗

有研究发现，生酮饮食可以减少总脂肪、内脏脂肪和肌间脂肪，保存肌肉量，但不建议采用生酮饮食预防肌少症。

什么是生酮饮食呢？生酮饮食（ketogenic-diet，KD）是指严格限制碳水化合物（指米饭、面条、馒头等主食或各种糖类，通常小于20克/天或低于每天总能量摄入的5%），而蛋白质和脂肪的比例相对增加的饮食。这种饮食模式的特点是能量充足但碳水化合物含量非常低，蛋白质含量能够满足日常消耗。简单来说，就是平常饮食中不含或只含一点碳水化合物，同时大量食用高脂肪食物。

生酮饮食利用酮体和游离脂肪酸提供能量，减缓肌肉蛋白质分解，保留肌肉含量，但生酮饮食使用的安全性一直备受争议。这种极端的饮食结构打破了人体膳食平衡，长期采用可能会引起一系列不良后果，增加疾病发生的潜在风险，如大量脂肪摄入而维生素、矿物质缺乏可能带来炎症反应，缺乏膳食纤维可能导致肠道功能受损和肝肾负担加重，大量红肉摄入可能增加心血管疾病和结直肠癌的风险。总之，不建议采用生酮饮食预防肌少症。

5. 预防肌少症，多吃肉就可以了吗

肯定不是！肉类摄入要适量，还要注意肉类食物的种类、数量和比例。

肉有肥瘦之分。我们通常所讲的肥肉是指脂肪含量超过30%的畜肉（即白色脂肪部分），瘦肉是指肉眼看不到白色脂肪的肉，瘦肉的脂肪含量在10%以下。畜肉脂肪中饱和脂肪酸含量较多，猪肉中的饱和脂肪酸一般为35%～45%，羊肉为45%～55%，牛肉为50%～60%。虽然脂肪也是人体能量的重要来源，但摄入过多会增加肥胖和心血管疾病等的发生风险。由此，肥肉可以吃，但不宜多吃，我国居民每日脂肪摄入量不宜超过50克。

此外，同样是瘦肉，水产品和禽畜肉营养素含量也有区别。水产品和禽类食品脂肪含量相对较低，水产品还含有较多的不饱和脂肪酸，对预防肌少症有一定作用，禽类食品脂肪含量也相对较低。因此，建议优先选择水产品和禽类食品。

中式菜品中动物内脏类食品（如大小肠、肝等）很常见，那

么这类菜品能不能吃呢？总体来说，它们的蛋白质、钾、铁、锌的含量都较高，但脂肪和胆固醇含量也不低，如每100克猪脑中胆固醇含量高达2571毫克，每100克猪大肠的脂肪含量为18.7克。因此，建议每月食用动物内脏类食品2～3次，每次25克左右。

《中国老年人平衡膳食宝塔》推荐每天摄入动物性食物150克，其中鱼虾或禽类50～100克，畜肉50克，蛋25～50克。少吃烟熏和腌制肉制品，烟熏和腌制肉制品虽然具有食物特殊的风味，但加工过程中使用了不少食盐，且存在食品安全问题，长期食用会给机体健康带来危害；注意食物搭配，将这些食物分散在各餐中，避免集中食用，以便更好地发挥蛋白质互补作用；合理烹饪，尽量减少营养素丢失，少用烧、煎、烤、炸等烹饪方法，最好采用蒸、煮、焖、炖、熘、煨等方法。

6. 节食减肥如何才能预防肌少症

近年来，随着经济发展和生活水平提高，肥胖已经成为困扰全球的主要公共健康问题，与糖尿病、高血压、高脂血症、阻塞性睡眠呼吸暂停综合征、痛风、恶性肿瘤、胆囊结石、骨关节炎等疾病的发生密切相关。

节食减肥是通过控制食物摄入量达到减重的目的。然而，极端减少食物量，身体里首先流失的不是脂肪，而是水和肌肉，引起基础代谢降低，更不利于减肥，并且会对身体造成危害，引起骨质疏松、记忆力减退、消化系统异常、内分泌紊乱等。

在专业营养师的指导下，科学减肥，平衡健康膳食结合适当运动，保持合理的减重速度，既能消耗掉多余的脂肪，又能留住肌肉，减少肌少症发生。

《中国超重/肥胖医学营养治疗专家共识（2016年版）》介绍了限制能量平衡膳食（calorie restrict diet，CRD），并指出其对延缓肌少症发生具有明确效果，且具有减轻体重、降低脂肪含量的作用。

CRD减重包括以下原则。

- 随着总能量的降低，适当提高蛋白质供给量比例（1.2～1.5克/千克体重，或能量占比为15%～20%），保证每天优质蛋白质摄入，使用大豆蛋白部分替代酪蛋白，减脂效果更好。

- CRD中脂肪的供能比例以20%～30%为宜，适当增加富含 ω-3脂肪酸的食物或补充鱼油制剂。避免过多摄入脂肪，尤其是饱和脂肪酸（烹调油、奶油甜点、肥肉等）。

- CRD中碳水化合物的供能比例以40%～55%为宜，以淀粉类复杂碳水化合物为主。

- 增加蔬菜、水果、燕麦等富含膳食纤维的食物，保证膳食纤维的摄入量达25～30克/天。

- 严格限制简单糖（单糖、双糖）食物或含糖饮料摄入。

- 适当补充维生素D和钙。

7. 牙齿不好咬不动肉时，怎么预防肌少症

《中国居民膳食指南（2016）》推荐适量吃鱼、禽、蛋、瘦肉，它们均属于动物性食物，富含优质蛋白质、脂类、维生素和矿物质等。但是，请问问您身边的老年人，比起瘦肉，他们是否往往更喜欢吃肥肉。原因很简单，老年人普遍牙齿不好，嚼不动瘦肉，这间接导致了老年人的膳食蛋白质摄入不足。

对于牙齿不好、咀嚼吞咽能力差等（可能导致蛋白质摄入不足）的人群，建议可针对自身情况采取以下方法。

- 优先选择水产品（鱼、虾等）和禽类（鸡、鸭、鹅等）等，这类瘦肉肌纤维短、细、软，更易消化吸收。
- 制作成肉丝、肉片、肉末等细软食物，方便咀嚼和吞咽。
- 保证每天一个鸡蛋、一杯奶及大豆制品的摄入。
- 细嚼慢咽，延长用餐时间，利于消化吸收。
- 注意保护牙齿，如牙齿不好，应及时就医，及时补牙或镶牙。

8. 进食不佳，怎么预防肌少症

老年人可能因为吞咽或咀嚼功能受损、各种急慢性疾病、药物或其他原因而进食不佳。如果每天进食量少于正常饭量的60%超过10天，建议及时到医院就诊，寻找相关病因，并进行口服营养补充（ONS）。

ONS以增加能量和营养为目的，将特殊医学用途配方食品经口摄入作为三餐之外的营养补充或作为唯一营养来源满足机体需要。特殊医学用途配方食品简称特医食品，是指为了满足进食受限、消化吸收障碍、代谢紊乱或特定疾病状态人群对营养素的特殊需要，专门加工配制而成的配方食品。

选择口服补充高氨基酸/蛋白质含量、高维生素D含量、高多不饱和脂肪酸（主要是ω-3脂肪酸）、高抗氧化营养素含量的特医食品，有助于预防及治疗老年肌少症。

建议进食不佳时，每天摄入400～600千卡以动物蛋白为主要蛋白质来源的营养制剂，每天在餐间或锻炼前后额外补充；当ONS制剂不能满足患者维生素D和ω-3脂肪酸等需求时，可额外单独补充这些营养素。

最后，营养治疗应由营养师根据病情、胃肠道情况、实验室检查结果等综合评定后制订个体化肠内营养方案，应在专业营养师的指导下合理使用特医食品。

（景小凡）

参考文献

胡雯，2022.营养与医疗膳食学.北京：人民卫生出版社.
石汉平，李薇，齐玉梅，2014.营养筛查与评估.北京：人民卫生出版社.
中国营养学会，2022.中国居民膳食指南（2022）.北京：人民卫生出版社.
Guigoz Y, Vellas B, Garry PJ, et al, 1994. Mini Nutritional Assessment: a practical assessment tool for grading the nutritional state of elderly patients. Facts Res

Gerontol，4（2）：15-59.

Lim MT，Pan BJ，Toh DWK，et al，2021. Animal protein versus plant protein in supporting lean mass and muscle strength：a systematic review and meta-analysis of randomized controlled trials. Nutrients，13（2）：661.

Lin CC，Shih MH，Chen CD，et al，2021. Effects of adequate dietary protein with whey protein，leucine，and vitamin D supplementation on sarcopenia in older adults：an open-label，parallel-group study. Clin Nutr，40（3）：1323-1329.

第八章

如何预防肌少症（康复运动篇）

　　生命在于运动。运动不仅是治疗肌少症的主要手段之一，而且对预防肌少症也有着不可替代的作用。那么，老年人应该怎样运动才能安全有效地预防肌少症呢？本章我们将为您详细介绍运动预防肌少症的相关知识。注意！每个人的运动能力受基因、身体状况、慢性病、环境和生活习惯等多重因素影响，因此具有很大的个体差异。本章介绍的运动方式和强度可能不一定适合您，需要具体情况具体分析。另外，合理运动有益健康，错误运动也会带来健康风险。老年人在进行运动锻炼时尤其应该注意避免过度运动、超负荷运动和运动姿势错误，应在专业人士的指导下开始运动锻炼。

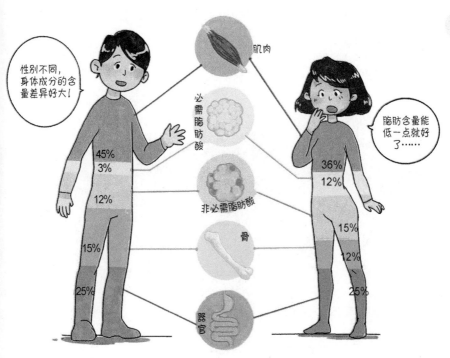

一、运动前需要自我评估

运动评估和筛查量表是专门针对老年人的，可用于老年人运动前的自我评估，以便老年人根据不同的健康状况和场景选择合适的运动锻炼量表。该量表包含以下6个问题。

1. 您在体力活动期间是否感到胸痛、胸闷

日常体力活动包括步行、爬楼梯、做家务等。由于运动会增加心脏负担，这个问题可以帮助您判断自己是否存在隐匿的心脏问题。虽然适度的运动锻炼很少诱发心血管问题，但一旦诱发，其后果通常相当严重。如果您知道自己患有慢性心脏疾病，不管有无这些症状，一定要告诉康复治疗师或运动专家，以便他们帮您设计个体化运动方案。

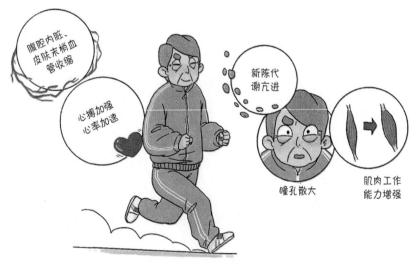

交感神经活动能保证人体紧张状态时的生理需要

2. 您是否经常感到头晕或头晕目眩

这个问题可以帮助您提前预估可能存在的跌倒风险。如果您有这些症状，应该先找医生帮忙评估并处理可能引起这些症状的病因，如眩晕、心血管疾病、代谢问题（高血糖或低血糖）、视力障碍或药物不良反应等。在解决这些问题以后，再考虑开始运动。

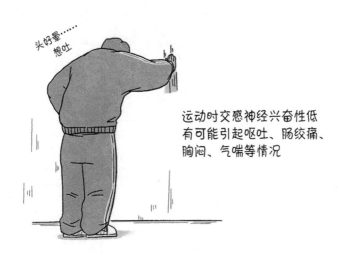

头好晕……
想吐

运动时交感神经兴奋性低
有可能引起呕吐、肠绞痛、
胸闷、气喘等情况

3. 您有无高血压病史

每次运动前问自己这个问题，可以帮助养成定期监测血压的好习惯。如果您有高血压，应该先去专业医院进行治疗，运动时注意选择针对高血压患者的个体化运动训练方案，运动前、运动中和运动后应该密切监测血压。即使您没有高血压病史，也应该养成定期监测血压的习惯，这有助于您及时发现异常血压。

4. 您是否因为疼痛、关节僵硬或肿胀而不能做事

这个问题可以帮助您发现潜在的肌肉骨骼问题。如果有这种

情况，在制订锻炼计划时应该充分考虑，并尽可能避免可能引起疼痛的动作。

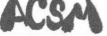

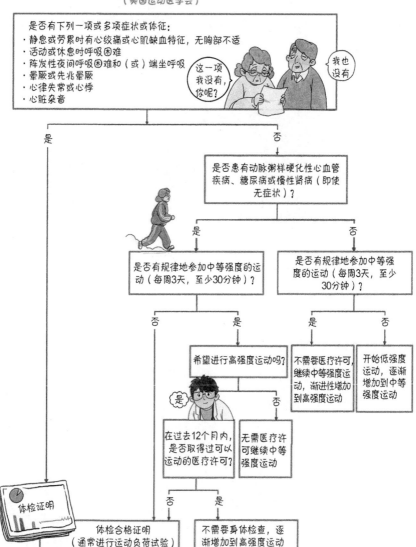

肌肉少了也是病 肌少症防治图解

5. 您在站立或步行时是否会跌倒、感到不稳或需要使用辅助设备

如果您有这些情况，则运动过程中有可能出现平衡问题和存在安全隐患，应该考虑在专业人员的帮助下先进行平衡训练，再逐步过渡到抗阻训练和有氧运动。

6. 对于运动锻炼，您是否还有其他的顾虑

这个问题是为了鼓励老年人列举出可能影响他们运动锻炼能力和意愿的其他情况。例如，有些老年人可能会因为害怕运动过程中尿失禁而拒绝锻炼。

二、运动前准备工作

1. 为什么要做运动前准备活动

运动前准备活动有很多益处，如主动加快肌肉收缩和放松、提高肌肉力量和爆发力、降低肌肉黏滞性、促进血液流向主动发力的肌肉、提高代谢反应速度、提高神经传导速度、使身体各器官系统进入交感神经兴奋状态。一般建议从较小的活动量开始，先活动肢体，让身体的肌肉、神经、关节逐渐适应，为随后更为强烈的身体活动做准备，以提高运动的效率并减少运动伤害。与年轻人相比，老年人在运动量过大或运动速度过快时更容易发生运动损伤。因此，老年人在运动时应坚持循序渐进的原则，而且一定要在运动前进行充分热身。

2. 运动前热身多久才合适

热身运动能够使工作的肌肉内血流增加，从而使其运动过程中供氧的能力增强，还可以加快血管内血红蛋白分解的速度，增强工作肌群提取和利用氧气的能力

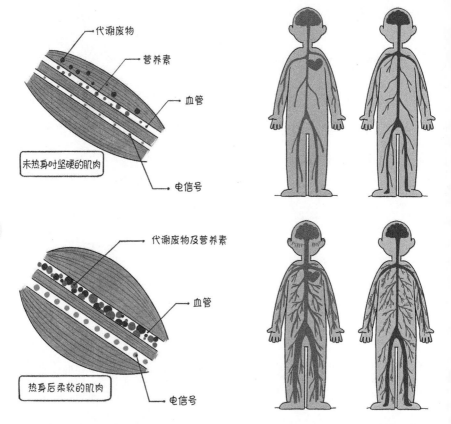

热身运动通常占运动总时间的10%～20%。例如，进行1小时有氧运动，热身时间应该在6～12分钟。根据年龄、锻炼内容、个人体质、季节及气温等不同，热身运动所需要的时间也会有所不同。一般来说，当您感觉身体微微出汗时，就可以结束热身运动了。另一种方法是以心跳的次数（心率）作为热身运动结束的

标准。热身运动时的心率达到最大运动心率的60%～70%即可。

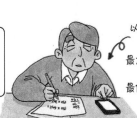

最大运动心率
算法：220–年龄=最大运动心率
最佳运动心率
算法：最大运动心率×（60%～70%）

以 **70** 岁老爷爷为例：

最大运动心率：220–70=150

最佳运动心率：150×60%=90
150×70%=105

具体公式如下：

$$最大运动心率=220–年龄$$

$$最佳运动心率=最大运动心率×（60\%～70\%）$$

例如：一位70岁老年人的最大运动心率应该为220–70=150次/分，最佳运动心率为160×60%=90次/分，150×70%=105次/分，所以热身运动时的最佳心率为90～105次/分。

3. 运动前准备工作包括哪些内容

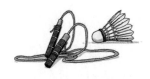

（1）个人准备：完成运动前自我评估，在专业人士的帮助下制订合适的个体化运动计划，穿着合适的运动装和运动鞋（吸汗、透气、宽松、轻便），选择宽敞平整的运动场地（最好为室外运动场所）。

（2）一般性热身：6～12分钟的缓慢运动（快走、慢跑等）。

目的是缓慢增加心率、肌肉组织的血流量、深层肌肉的温度和调整呼吸频率，以及提高关节的灵活度。

（3）拉伸：一般性热身后可进行6～12分钟的拉伸运动，包括静态拉伸和动态拉伸。对于老年人来说，应该以静态拉伸为主，并根据运动项目合理搭配拉伸动作。

✓ **静态拉伸**：动作缓慢而持续，由于动作和缓，不易产生牵张反射，所以较其他拉伸类型安全程度更高。静态拉伸是一种"普适性拉伸"，可以安全有效地提高柔韧性，有效减少运动损伤。每个静态拉伸动作的时间以10～30秒为宜，不必拉伸至出现明显肌肉疼痛，拉伸至有轻微不适感即可。

✓ **动态拉伸**：是一种功能性伸展练习，运用专项化的动作使身体为接下来的某种特定运动做好准备，如短跑前进行高抬腿热身。没有运动习惯的老年人应该谨慎进行动态拉伸。

（4）肌肉力量激活：如果计划进行抗阻训练，拉伸后还可以有针对性地对计划锻炼的部位进行肌肉力量激活。例如，锻炼下肢肌肉前进行臀部或腿部肌肉力量激活。如果只是进行有氧运动，那么可以不进行肌肉力量激活训练。

4. 常见热身运动举例

（1）静态拉伸动作：每个动作维持10～30秒。

✓ **颈部拉伸**：坐直或站立，将左手轻轻地放在头部右侧，另一只手臂伸直放在一侧。慢慢地将头靠向左肩，直到您能感觉到颈部右侧拉伸。然后在另一侧重复。

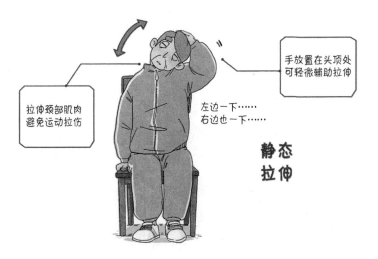

拉伸颈部肌肉
避免运动拉伤

手放置在头顶处
可轻微辅助拉伸

左边一下……
右边也一下……

静态
拉伸

✔ **胸部拉伸：** 双手伸直朝向后方握住横杠或撑于墙面上，可适当调整站距至目标肌群有明显的拉伸感即可。

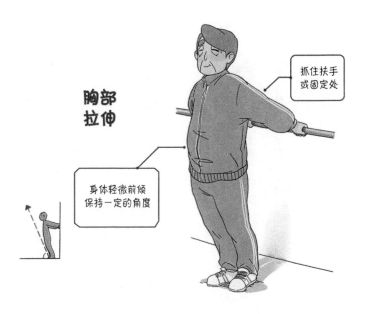

抓住扶手
或固定处

胸部
拉伸

身体轻微前倾
保持一定的角度

✓ **手腕拉伸：** 站直或坐直，将左臂向前拉伸至肩高，手指朝向天花板。用右手抓住左手手指，拉动左手弯曲手腕，直至感觉到拉伸，然后于另一手臂重复。

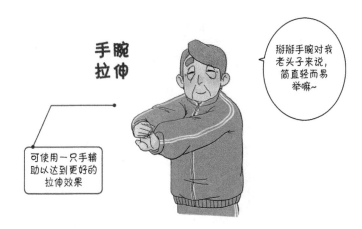

✓ **跨体肩部拉伸：** 站直或坐直，将一只手臂拉伸至肩高。用另一只手抓住伸直的手臂，将它拉向胸部，同时保持伸出的手臂伸直。继续拉，直至感觉到肩部拉伸。

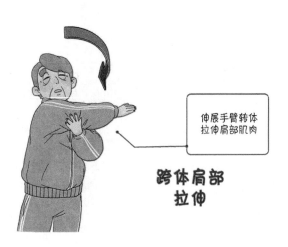

✔ **肱二头肌拉伸**：坐下，膝关节弯曲，双足平放于地板上。手指远离身体，两手掌平放在身后的地板上。当您的手稳稳就位时，慢慢地将臀部向下滑向您的足部，直到您能感觉到肱二头肌、肩部和胸部拉伸。

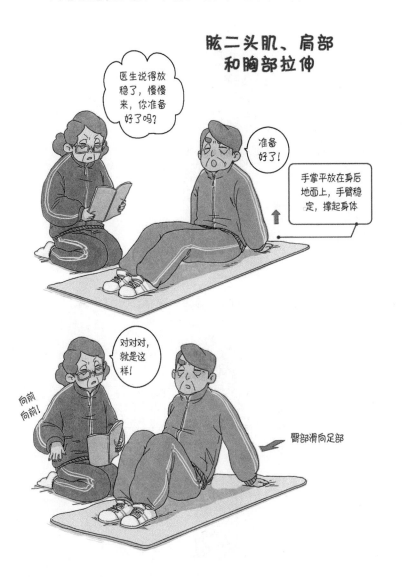

✓ **侧向拉伸**：站直，双足分开，与臀部同宽。当您弯曲身体的一侧时，将您的左臂越过头部向右侧拉伸。慢慢弯曲您的身体，直至您能感觉到左侧身体有所拉伸，然后换另一侧重复这个动作。

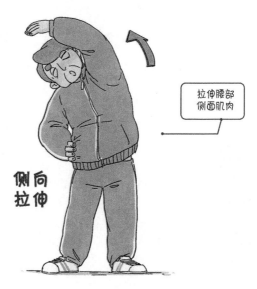

拉伸腰部侧面肌肉

侧向拉伸

✓ **背部拉伸**：自然站立，双手十指交叉，掌心朝上伸直手臂。

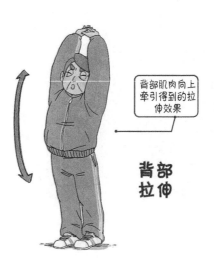

背部肌肉向上牵引得到的拉伸效果

背部拉伸

✓ **臀部拉伸：** 以标准的弓步姿势站直。双手放在髋部两侧，右足踩成小弓步姿势，膝关节不要超过右足尖，然后换另一侧重复这个动作。

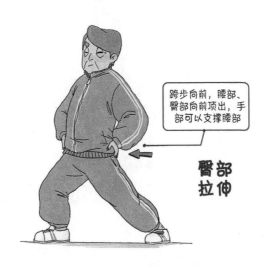

跨步向前，腰部、臀部向前顶出，手部可以支撑腰部

臀部
拉伸

✓ **大腿前侧肌肉拉伸：** 站立，同时保持笔直的姿势。左手扶一根柱子、一堵墙或者任何能保持平衡的东西。用您的右手抓住您的右脚腕，拉起您的足后跟，直到它们碰到您的臀部。这样做的时候，保持您的膝关节紧靠在一起，您应该感觉到股四头肌拉伸，然后在另一边重复这个动作。

✓ **小腿拉伸：** 在地面上放置适量杠铃片或选择有台阶位置，使前足底位于杠铃片上或台阶上，后足跟支撑地面。

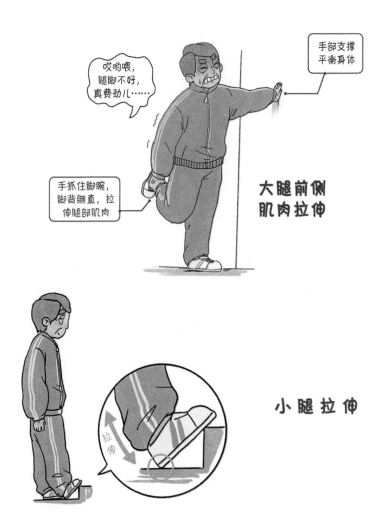

（2）动态拉伸动作：由于动态拉伸动作不太适合老年人独自进行，这里仅介绍两个简单的动态拉伸动作，每个动作8～12次。

　✓　**前后摆腿运动**：站直身体保持核心稳定，开始向前或向后摆动腿部，从小幅度开始，逐渐增加，保持身体不要弯曲，利用手臂保持身体平衡。如果刚开始运动，摆腿运动不要求一定达到水平高度，腿部张力适度即可以避免拉伤。

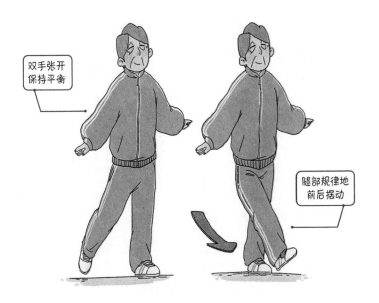

双手张开
保持平衡

腿部规律地
前后摆动

✓ **左右摆腿运动**：建议通过手扶固定物保持平衡，将手放于固定物上，将一条腿抬起，以可控的缓慢动作向左摆动，然后向右摆动，注意不要让身体核心移动，最后和前后摆腿一样，如果刚开始运动，摆腿运动不要求一定达到很高水平，腿部张力适度即可避免拉伤。

（3）肌肉力量激活：针对不同的肌肉群有不同的力量激活方法，这里仅简单介绍一些适合老年人的常用方法。

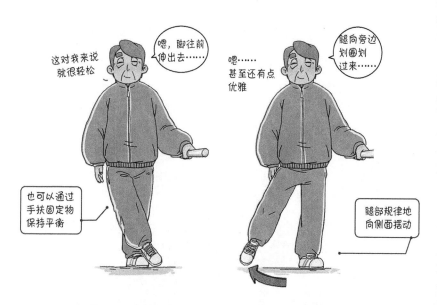

✓ **自由甩臂**：双腿分开，弯腰90°，手臂自然下垂，顺时针旋转20圈，然后换另一侧重复这个动作。

肌肉力量激活

自由甩臂

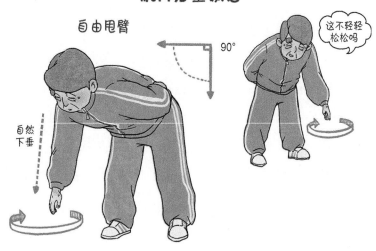

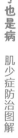

✓ **颈部肌肉激活**：站立，双手交叉放于头后，然后手心向前推，头向后顶，头与双手进行对抗，颈部保持中立位不动。每3秒放松一下，总共5组。

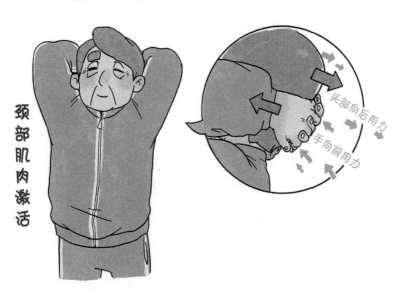

颈部肌肉激活

头部向后用力

手向前用力

✓ **扭胯转体**：站立，双手水平上举至胸前，身体快速转向一侧，足位置固定不动，然后再快速转向另一侧，转动的幅度以感觉到对侧腰部有牵拉感即可。每侧重复10~20次。

✓ **半蹲站起**：双足略微分开，宽于肩部，然后进行半蹲，维持2秒，立即站起。重复10~20次。

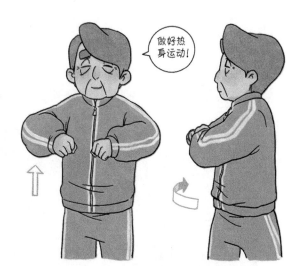

扭胯转体

站立，双手水平
上举至胸前，身
体快速转动

做好热
身运动!

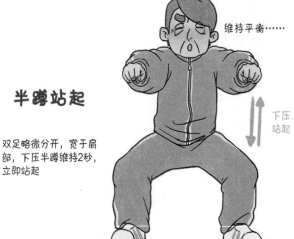

维持平衡……

半蹲站起

下压.
站起

双足略微分开，宽于肩
部，下压半蹲维持2秒，
立即站起

176

肌肉少了也是病　肌少症防治图解

✓　**原地高抬腿：**上身挺直、目视正前方，双足直立，双手
可扶墙壁或栏杆，先抬右足使大腿与小腿成直角，然后
右足下蹬左足抬起，左足大腿与小腿亦成直角，依此姿
势双足交替在原地跑步。

原地高抬腿

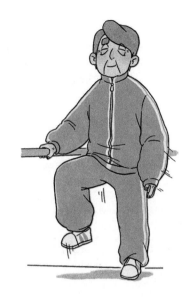

三、如何进行有氧运动

177

研究表明，有氧运动有助于锻炼心肺功能、提高运动耐力和减脂，但是有氧运动对肌肉的影响比较复杂。"有氧运动掉肌肉"是很多健身人士的顾虑。长时间高强度的有氧运动（如马拉松、长距离骑行）的确有导致肌肉减少的风险，原因可能与身体分泌大量皮质醇，抑制肌肉蛋白质合成有关。但是研究表明，低中等强度有氧运动不会导致肌肉消耗，相反还有增肌作用，尤其是对下肢肌肉更加明显。我国的一项研究也发现，每周参加至少1次有氧运动的老年人，肌少症发病率更低。有氧运动还具有诸多健康益处，包括预防心血管疾病、预防和治疗肥胖、改善情绪和认知功能、降低死亡率等。因此对于老年人而言，为了预防肌少症进行低中等强度的有氧运动是有益的。

老年人锻炼建议

有氧训练
3～5天/周，30～60分钟（可为多次短时累计） 中等强度=5～6分，满分10分（0分=坐着，5～6分=能说话，10分=力竭）

力量训练
≥不连续的2天/周；1～3组，每组8～12个动作，8～10个动作（主要肌肉） 中等到高强度=5～8分，满分10分（5～6分=能说话，7～8分=呼吸急促）

耐力（步行）和力量训练计划		
时间	走路	力量
第1～2周： 介绍、适应训练 开始有点难，坚持一下就好	步行10分钟 3天/周 强度等级=5～6分	·对主要肌群进行4～5个动作训练，使用弹力带、自由重量器械及负重器械 ·每周进行不连续的2天训练，每组10～15次 ·强度等级＝5～8分
第2～6周 开始进阶！ 还要继续增加难度！ 我觉得身体、体力都加强了！	首次增加到5天/周 逐渐增加至20分钟	·逐渐增加4～5个动作，共计8～10个主要肌群的训练动作 ·每周进行不连续的2天训练，每组10～15次 ·强度等级=5～8分
6周后 继续日常锻炼 持续进阶！	根据指南，时间至少增加至30分钟 每周至少5天	·每周进行不连续的3天训练 ·根据锻炼者的情况和适应能力增加2%～10%的阻力 ·强调无痛训练

肌肉少了也是病　肌少症防治图解

1. 运动频率

专家推荐老年人进行每周3～5天、每天30～60分钟的中等强度有氧运动。研究表明，将每周有氧运动分散在≥3天内进行，健康益处"不打折"，还能降低受伤风险。注意！运动频率并不是绝对的。可以根据个体情况从每周1～2次开始逐渐增加，而且不必勉强一次完成30～60分钟的运动，可在一天内分多次完成。研究表明，全天进行3次10分钟的运动，与连续进行30分钟的运动效果相似。

2. 运动强度

老年人有氧运动的强度可以采用目标心率法或者伯格自我感知运动强度量表（具体请阅读第六章）。一般建议老年人进行低中等强度的有氧运动。

代谢当量（MET）是一种表示相对能量代谢水平和运动强度的重要指标。健康成年人坐位安静状态下耗氧量为3.5ml/（kg·min），将此定为1MET。

代谢当量可以被理解为特定活动状态下相对于静息代谢（安静地坐着休息）状态的能耗水平。

主观用力程度分级（RPE）是通过主观的自我感受评估运动强度，最常用的是伯格量表（下表），对运动强度进行6～20分的评分，即将心率除以10得到RPE数值。不过由于个体差异巨大，心率与RPE并不总是有这样简单的倍数关系，只能大概估计。适度运动的RPE为12～13分（有点难度），而剧烈运动的RPE为14～16分（难度大）。

主观用力程度分级（佰格量表）

原始等级		
6分 7分 8分	非常 非常 轻松	只用了一点点力哦~
9分 10分	非常 轻松	根本感觉不到难度
11分 12分	比较 轻松	还能接受~
13分 14分	稍微用力 有点累	气喘吁吁 有点感觉了……

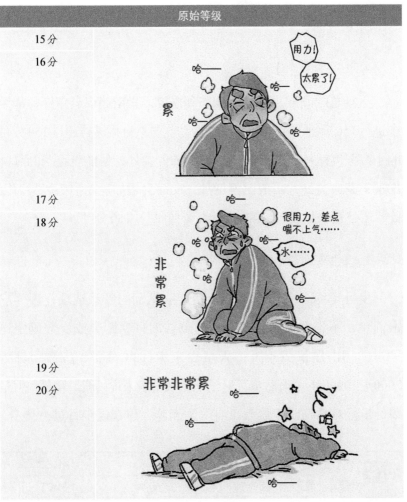

一般老年人建议进行轻度、中度的有氧运动。有氧运动的运动强度分类：

轻度：2～3MET 或者 RPE 9～11分。

中度：4～6MET 或者 RPE 12～13分。

重度：8～12MET或者RPE 14～17分。

极限强度：14～20MET或者RPE 18～20分。

3. 运动时间

运动总时间取决于运动频率和强度。指南建议老年人每周至少进行150分钟的中等强度有氧运动。虽然每周进行超过150分钟的中高强度运动可能会带来一些额外的益处，但随着花费的时间增加，健康益处并不成比例增加，反而会增加运动损伤风险。因此，不建议老年人每周的有氧运动时间超过150分钟。

4. 运动类型

步行是绝大多数老年人开始有氧运动的默认选项，因为它很简单，不需要设备，并且很容易按时间、距离或步数确定运动量。指南建议成年人每天至少应步行30分钟，步数目标为7000～10000步。虽然步行对于开始锻炼者来说可能最容易，但是单纯步行对预防肌少症效果有限。因此，建议以步行进行热身，

职业活动		看书	1.1MET	久坐
		坐姿：使用计算机、写字	1.3MET	
		坐姿：读书	1.4MET	
		坐姿：打字	1.7MET	低
		农业劳动：拔秧、种菜、播种、肩挑空桶、割菜等	2.4MET	
		消防工作：水带操、负重跑、负重登楼等	3.8MET	中
		农业劳动：推车、施肥、插秧、锄地、浇水、肩挑重物	3.9MET	
		歌舞团表演	8.4MET	高
		矿山工人推重车	8.4MET	

日常交通		步行：频率慢，100步/分	2.5MET	低
		步行：最适速度，4.0～6.4千米/小时	4.2MET	
		户外骑行：10～1.5千米/小时	3.6～5.5MET	中
		负重走：15千克，6.4千米/小时	3.7MET	
家务活动		烹饪：搅拌、切菜、操面、洗碗	1.7MET	低
		洗涤衣物：叠、挂、熨烫、洗衣服	2.2MET	
		清洁：擦地板、拖地、打扫、清理垃圾等	2.6～2.8MET	
		铺床：更换床上用品	2.7MET	
		购物：正常或采用省力工具（篮子、手推车）	4.0MET	中
		上下楼梯：一般	4.7MET	
休闲活动		太极剑	2.6MET	低
		八段锦	3.1MET	中
		易筋经	3.2MET	
		五禽戏	3.4MET	
		太极拳：24式简化、自由式	3.9MET	
		广播体操：第九套	4.4MET	
		抗阻训练：卧推	4.6MET	
		体感游戏：健身环运动	5.0MET	
		广场舞：不同舞曲	5.4MET	
		登山：慢速，2.5千米/小时	6.1MET	高
		健身秧歌：第六套	6.2MET	
		乒乓球：模拟比赛	6.6MET	
		抗阻训练：俯卧撑	6.7MET	
		战绳：9～14千克，双手波浪、大强度	7.4MET	
		跑步：8～16千米/小时	8.5～12.7MET	
		足球：比赛	9.7MET	
		跳绳：单摇绳、不同强度	10.0MET	
		跑步：1千米全力跑，无负重	14.1MET	

在力所能及的范围内进行中等强度有氧运动，如慢跑、椭圆机或固定自行车骑行。最新研究表明，挥拍运动（如乒乓球、羽毛球、网球）等对降低死亡率的作用最大，优于其他运动方式，也是很不错的有氧运动类型。

四、如何进行抗阻训练

抗阻训练可以简单地理解为人们常说的"力量训练"，是通过进行多次多组有节奏的动作练习来帮助提高肌肉力量和增加肌肉耐力的训练方法。抗阻训练有很多别称，如抗阻力训练、阻抗训练、阻力训练、阻抗运动、抗阻运动等。本书中我们采用抗阻训练这一名称。

抗阻训练可以帮助提高上肢力量、腰腹部力量和下肢力量。抗阻训练的类型有很多，可以徒手或负重训练。

抗阻训练是预防肌少症最有效的运动方式。很多人对抗阻训练有误解，认为这是年轻健身爱好者的运动。国家体育总局的数据显示，我国96%的成年人抗阻训练不足。事实上，抗阻训练适合各个年龄段人群，包括老年人。

抗阻训练能带来诸多益处，如减少体脂含量、促进肌肉蛋白质合成、提高肌肉量、增强骨密度、提高身体协调性和灵活性、提高免疫力等。经常坚持抗阻训练还有助于塑造良好形体，降低糖尿病、高胆固醇血症、关节炎、骨质疏松、肥胖、抑郁症等慢性病的风险。

老年人抗阻训练的原则

- 每周训练2～3天
- 注意加强多关节训练
- 制订锻炼计划，应该在专业人员的协助下进行
- 多关节训练应在单关节训练之前
- 大肌群训练应在小肌群训练之前

- 练习负荷应设定在可重复8～12次的负荷范围内
- 训练可以进行一组或多组，训练组数不宜增加过快
- 如果能完成超过目标次数的1～2次，练习负荷可增加2%～10%
- 合适的抗阻训练应根据个人的训练目标、身体状况及训练状态制订

1. 运动频率

指南推荐老年人每周可进行60分钟抗阻训练，每天20分钟，每周进行3次，但这个频率并不是绝对的，应该遵循循序渐进的原则，可以从每周1次训练开始，逐渐增加频率。

2. 运动强度

（1）最大重复次数（RM）这个指标是指一组动作最多可连续完成的次数。RM通常不会单独使用，前面都有一个数字，如1RM代表进行某个动作竭尽全力只能完成一次的重量。如果您能把50千克举过头顶一次，无法完成第二次，那么50千克就是1RM，25千克就是50% 1RM。

对于老年人而言，举起1RM重量非常不安全，大可不必这么做！可以在专业人员指导下，通过以下方法估算出自己的1RM。

◇ 热身10分钟，然后选择一个可以完成该动作10次以上的重量。

◇ 重复12～15次该动作，然后休息2分钟。

◇ 增加5%～10%重量，重复10～12次，然后休息3分钟。

◇ 增加5%～10%的重量，重复6～8次，然后休息3分钟。

◇ 增加5%～10%的重量，重复5次，如果可以完成，该重量接近5RM；5RM的重量乘以1.15得到的数字即为1RM。

（2）抗阻训练的运动强度可以根据1RM分类，老年人最好采用低中等强度的重量进行训练。

◇ 轻度：40%～50% 1RM。

◇ 中度：50%～70% 1RM。

◇ 重度：70%～80% 1RM。

◇ 极限强度：≥80% 1RM。

3. 运动时间

每周抗阻训练所需的时间取决于运动频率和强度。指南推荐每天进行20～30分钟训练，每周总共不超过90分钟，每组动作之间间隔2～3分钟。同样要遵循循序渐进的原则，从每天5～10分钟开始，逐渐增加运动时间。

4. 运动类型

老年人在选择运动类型时应该将安全放在第一位，很多抗阻训练项目并不适合老年人，如大多数高龄老年人无法完成使用杠铃的抗阻训练，这不仅会显著降低老年人锻炼的兴趣，还可能造成运动损伤。我们推荐抗重力训练、弹力带训练和哑铃训练。

（1）抗重力训练：以自身的重力作为阻力的一种训练方式。可以根据自己的身体状况，选择以下运动方式锻炼不同部位的肌肉。每个动作8～12次。

✧ **墙面俯卧撑：** 适合上肢肌力较差的老年人。面向墙壁，直臂支撑状态，手臂位于胸侧的位置，保持肩部、臀部、双足在同一条直线上，然后缓慢屈肘，让上半身向墙壁倾斜，当上臂和前臂为90°直角时，稍微停顿一下，再缓慢伸直肘关节推起身体。

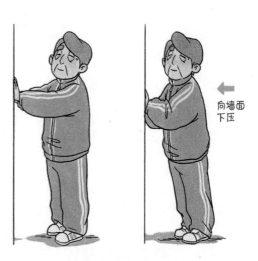

向墙面
下压

✧ **靠墙下蹲：** 主要锻炼下肢肌肉，尤其是股四头肌。站立，双足与肩同宽，背部靠墙，双手放于大腿上，缓慢下蹲至大腿与地面成45°角，保持10秒，在整个过程中背部紧贴墙面。

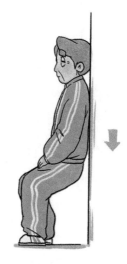

靠墙下蹲

✧ **弓箭步行走**：保持躯干正直，向前迈出一步，足后跟先着地。然后下蹲，直到膝关节呈90°夹角。膝关节不要前移（不超过足尖）。另一侧下肢在身体后方伸展，膝关节弯曲，但膝盖不要触及地面。然后，有节奏地双腿交替向前迈步。

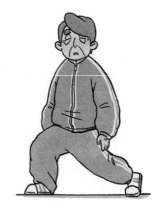

弓箭步行走

◇ **辅助单腿踮脚**：双手扶住椅背保持平衡，单脚站立，做踮脚动作（抬起足后跟），然后放下，换另一侧做同样的动作。

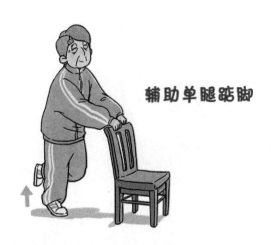

辅助单腿踮脚

◇ **辅助单腿外展**：双手扶住椅背保持平衡，单脚站立，下肢外展，然后放下，换另一侧做同样的动作。

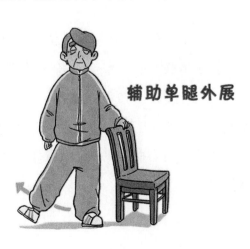

辅助单腿外展

◇ **臀桥运动**：仰卧在瑜伽垫上，双腿屈曲略宽于肩，足跟踩地发力将臀部抬起至大腿，与身体呈一条直线，臀部抬起时上背部支撑地面，下落时下背部贴地，但臀部悬空。

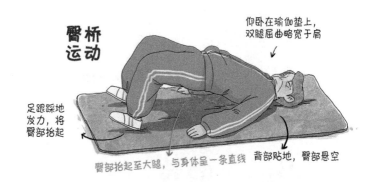

臀桥运动

仰卧在瑜伽垫上，双腿屈曲略宽于肩

足跟踩地发力，将臀部抬起

臀部抬起至大腿，与身体呈一条直线

背部贴地，臀部悬空

（2）弹力带训练：弹力带由不同厚度的弹性材料制成，可以产生不同大小的阻力，老年人可以根据自己的力量选用合适的弹力带。配合不同的动作，使用弹力带可以训练不同部位的肌肉。以下动作仅供参考，每个动作8～12次。

◇ **手臂前屈上举**：双足分开与肩同宽，一手握住弹力带自然下垂置于体侧固定，另一手握住弹力带上举，呈对角线运动，吸气收回手臂。

◇ **手臂后伸**：双足分开与肩同宽，一手握住弹力带上举垂直地面固定，另一手握住弹力带后伸，呈对角线运动，吸气收回手臂。

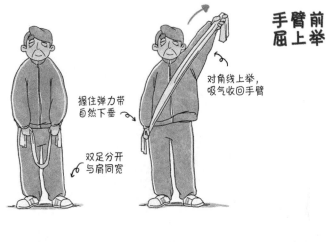

手臂前屈上举

握住弹力带自然下垂

双足分开与肩同宽

对角线上举，吸气收回手臂

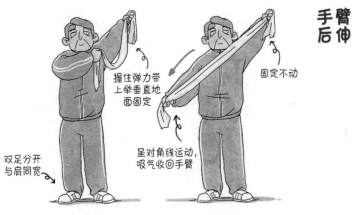

手臂后伸

握住弹力带上举垂直地面固定

固定不动

双足分开与肩同宽

呈对角线运动，吸气收回手臂

◇ **弹力带水平外展**：双足分开与肩同宽，双手握住弹力带，双臂平举，呼气，双臂水平后拉弹力带。

◇ **弹力带内旋运动**：弹力带固定的高度与肘同高，上臂置于体侧，肘关节屈曲，单手握住弹力带向内、向脐方向拉。

◇ **弹力带外旋运动**：弹力带固定的高度与肘同高，上臂置于体侧，肘关节屈曲，单手握住弹力带向身体外侧拉。

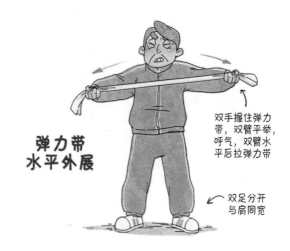

弹力带
水平外展

双手握住弹力带，双臂平举，呼气，双臂水平后拉弹力带

双足分开与肩同宽

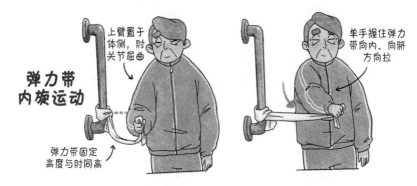

弹力带
内旋运动

上臂置于体侧，肘关节屈曲

弹力带固定高度与肘同高

单手握住弹力带向内、向脐方向拉

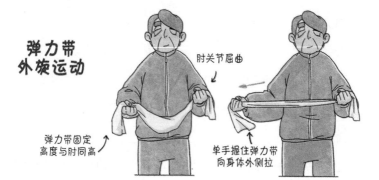

弹力带
外旋运动

肘关节屈曲

弹力带固定高度与肘同高

单手握住弹力带向身体外侧拉

192

肌肉少了也是病 肌少症防治图解

仰卧抬腿：仰卧于床上，将弹力带一侧固定在床上，另一侧固定在小腿上，做抬腿运动。

　　站位髋外展：站位，将弹力带系成环状置于小腿处，单手扶住固定位置稳定身体，一腿不动，另一腿向外侧打开，随后训练另一侧。

　　坐位伸膝：坐于床边，将弹力带一侧固定于床腿，另一侧固定于踝关节上方，腿抬起，膝关节伸直。

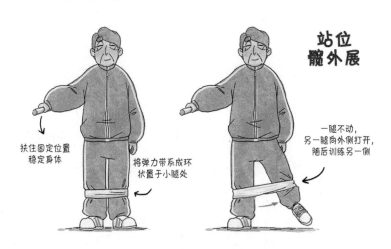

站位
髋外展

扶住固定位置
稳定身体

将弹力带系成环
状置于小腿处

一腿不动，
另一腿向外侧打开，
随后训练另一侧

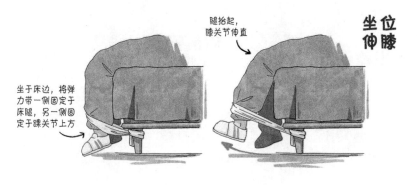

坐位
伸膝

腿抬起，
膝关节伸直

坐于床边，将弹
力带一侧固定于
床腿，另一侧固
定于踝关节上方

（3）哑铃训练：哑铃是一种手持锻炼器械，有不同的重量，可以根据前面制订的运动强度，选择适合自己的重量。以下动作供参考，每个动作8～12次。

✧ **双前臂上举**：双足分开与肩同宽，双手反握哑铃，肘部夹紧，肘关节屈曲，前臂上举，吸气时慢落。

✧ **手臂前平举**：双足分开与肩同宽，手握哑铃，呼气时手臂抬起，吸气时手臂缓慢落下。

✧ **扩胸运动**：双足分开与肩同宽，手握哑铃，上臂平行于地面，手握哑铃于胸前，呼气时前臂打开，吸气时手臂收回。

✧ **手臂双侧上举**：双足分开与肩同宽，手握哑铃拳心向前，呼气时举起，吸气时缓慢落下，前臂始终垂直于地面。

✧ **俯身侧平举**：双足分开与肩同宽，上体前屈与下肢成直角，手握哑铃手臂自然下垂，呼气时手臂侧平举至与肩平行位置，吸气时慢落，双侧交替练习。

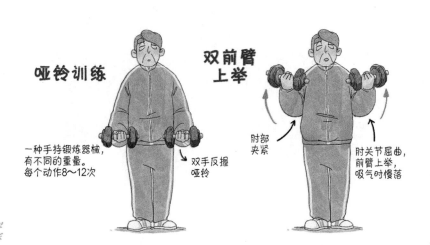

哑铃训练

一种手持锻炼器械，有不同的重量。每个动作8～12次

双手反握哑铃

双前臂上举

肘部夹紧

肘关节屈曲，前臂上举，吸气时慢落

五、不适合运动怎么办

功能受限或虚弱的老年人可能因为各种原因不适合运动，甚至无法达到最低活动水平，针对这些老年人，应积极进行各种形式的被动活动，如被动关节活动、应用主被动训练仪、电刺激治疗等，这些方法有助于预防肌少症发生和发展。

1. 被动关节活动

被动关节活动是指自身无法用力的情况下，由他人帮助进行关节活动。关节被动活动时，肌肉是松弛的，关节活动范围不受肌肉形状和收缩能力的影响，也不会受拮抗肌自主抑制的影响，因此活动范围通常稍微大于主动活动范围。被动关节活动可以预防关节挛缩、僵硬、畸形，预防肌肉萎缩，维持关节活动度，并刺激肢体的血液循环，预防血栓形成。但是，被动关节活动防止肌肉萎缩和肌少症的效果远逊于抗阻训练，因此被动关节活动只适用于无法主动活动的老年人，不能代替主动活动和运动！

如果操作不当，被动关节活动可能导致关节损伤和其他健康风险，因此需要在医生或康复师的指导下进行。另外，有以下情况的老年人也不适合做被动关节活动：骨折未愈合、关节急性炎症、骨关节肿瘤、身体状况极差、急慢性疾病患者病情不稳定时。

国际衰弱和肌少症研究会议（ICFSR）建议的老年人运动方案

	抗阻运动	有氧运动	平衡训练
运动频率	2~3次/周	3~7次/周	1~7次/周
运动量	1~3组动作，每组8~12次重复，训练8~10个主要肌群	20~60分/次	1~2组，每组4~10分钟不同动作，需包含静态和动态姿势
强度	·从30%~40% 1RM开始，逐渐增加到70%~80%1RM ·每组间休息1~3分钟 ·爆发力训练，40%~60% 1RM	55%~70%的心率储备 55%~70%的最大运动能力	循序渐进地增加训练难度
目的	·提高力量 ·提高爆发力 ·增肌 ·提高肌肉耐力 ·提高有氧运动能力	·提高有氧运动能力 ·提高运动储量 ·改善心肺功能 ·改善心率变异性	提高身体的动态稳定性 平衡感
举例	·以缓慢到中等速度进行单关节或多关节力量训练 ·仰卧推举或深蹲 ·膝关节伸展和弯曲 ·根据身体姿势、握力、手足姿势单边和双侧训练，可选择不同的运动方式 注意：根据训练进度，适当增加负重	·跳舞 ·骑自行车 ·爆跑/长跑 ·游泳 ·步行 ·爬楼梯 ·坐位下肢运动 注意：训练计划从5~10分钟开始，逐渐增加至15分钟，训练强度根据老年人的基础心率和健康状况个性化制订	·太极 ·瑜伽 ·芭蕾动作 ·单腿站立 ·转身 ·用足尖或足后跟站立 ·在柔软表面行走 注意：很多老年人在开始有氧运动或抗阻运动前都需要进行平衡训练

2. 上下肢主被动训练仪

上下肢主被动训练仪可以为活动受限的老年人提供上下肢全方位的被动活动，一般采用踏车运动的方式，可以有效避免肌肉萎缩、静脉血栓、压疮等问题，但是这种被动运动方式依赖专业仪器和医护人员，只适合在医疗机构内进行。

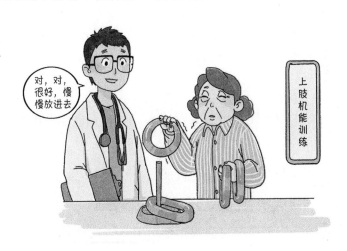

3. 电刺激治疗

电刺激可以促使肌肉收缩，改善肌肉血液循环，提高肌肉组织氧化能力，使肌肉蛋白合成代谢的能量供应得以改善，有助于维持正常肌肉力量和肌张力。通常用于防治肌肉萎缩的电刺激多为低频电刺激，如神经肌肉电刺激、功能性电刺激等。电刺激治疗属于医疗行为，需要由专业医生或康复师进行操作。

六、如何避免运动损伤

老年人由于肌肉萎缩、关节和韧带松弛、功能退化、身体协调性和灵活性下降等原因，容易发生运动损伤。这不仅导致老年人在相当长一段时间内无法继续锻炼，而且可能导致跌倒、外伤、骨折等更严重的健康后果。因此，老年人运动时要遵循科学原则，初学者一定要在专业人员的指导下进行。如何才能尽量避免运动损伤呢？

❖ 对于没有跑步经验的老年人，最好先将行走和跑步结合进行锻炼，逐步增加跑步的时间比例。

❖ 刚开始锻炼时，每天总训练时间不应超过20分钟，并且每14天增加的锻炼时间不超过5分钟。

❖ 刚开始锻炼时最好采用隔日锻炼，这样有助于提高肌肉骨骼的适应性。

❖ 大多数老年人每周跑步时间最好不超过5天，至少休息1天，并且至少有1～2天进行其他运动。

❖ 除专业运动员外，绝大多数老年人应该将每周跑步总距离限制在40千米以内。

❖ 单次超过10千米的长跑，每14天不超过1次。

❖ 热身运动非常重要。

❖ 锻炼后拉伸不仅有助于提高力量、柔韧性，也有助于避免运动损伤。

◇ 年龄较大的老年人可在软质地面上锻炼以降低受伤风险。

◇ 锻炼时应足量补水，如果运动时大量出汗，还应增加盐的摄入。

◇ 运动后尽快（30分钟内）摄入适量的碳水化合物和蛋白质有助于身体恢复。

◇ 运动过程中一旦发生扭伤，应该采取"RICE"疗法，即休息（rest）、冰敷（ice）或冷敷、加压包扎（compression）、抬高伤肢（elevation）。在受伤后24小时内可以进行多次冷敷，每2～4小时可重复1～2次，每次15～20分钟。伤后24小时内适宜冷敷，48小时后才适宜热敷。伤势严重者应及时送往医院，以免延误救治时间。

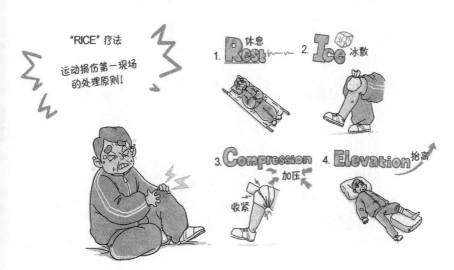

🔆 运动小·贴士

1. 如何判断是否运动过量呢

当您运动后出现以下情况之一，考虑可能运动过量，应该暂停运动，并在专业人员的指导下及时调整运动方案。

◇ 运动时感觉越来越费力。

◇ 进食不佳。

◇ 缺乏动力，干什么都提不起兴趣。

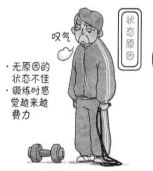

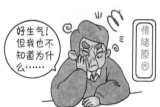

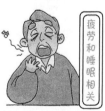

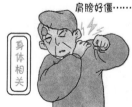

◇ 抑郁情绪。

◇ 难以集中注意力。

◇ 持续疲劳感。

◇ 睡眠障碍。

◇ 持续的肌肉酸痛或僵硬。

◇ 频繁生病。

◇ 体重大幅下降。

2. 膝关节不好，如何运动才能预防肌少症

如果有膝关节疾病（老年人最常见骨关节炎），应尽量选择不增加膝关节负荷的有氧活动，如游泳和固定自行车锻炼。如果没有条件，应该在能耐受的前提下，以渐进方式逐步进行轻度有氧运动（如快走），不应该选择增加膝关节负荷的运动，如跑步、爬楼梯、挥拍运动等。

肌力训练开始时应采用相对较低的强度，并在可耐受的前提下逐渐增加运动强度，主要目标是维持和改善膝关节的灵活性和完全活动度。运动后如果感到膝关节不适，冰敷受累区域10分钟可缓解症状，还可预防炎症。若疼痛持续存在，则应减少活动，必要时就医。

3. 患骨质疏松的老年人可以运动吗

可以！患骨质疏松的老年人应该每周适当运动3次，每次至少30分钟。研究表明，运动可以降低骨质疏松老年女性髋部骨折

风险和总体骨折发生率。多种运动类型（包括抗阻运动、慢跑、快走等）都适用。提高股骨颈骨密度最有效的运动方式为抗阻运动，而提高腰椎骨密度最有效的是综合锻炼方案（有氧运动联合抗阻运动）。

（蒋佼佼　王任杰）

参考文献

Bemben DA，Bemben MG，2011. Dose-response effect of 40 weeks of resistance training on bone mineral density in older adults. Osteoporos Int，22（1）：179-186.

Carfagno DG，Hendrix JC，2014. Overtraining syndrome in the athlete：current clinical practice. Curr Sports Med Rep，13（1）：45-51.

Frontera WR，Meredith CN，O'Reilly KP，et al，1988. Strength conditioning in older men：skeletal muscle hypertrophy and improved function. J Appl Physiol，64（3）：1038-1044.

Häkkinen A，Sokka T，Kotaniemi A，et al，2001. A randomized two-year study of the effects of dynamic strength training on muscle strength，disease activity，functional capacity，and bone mineral density in early rheumatoid arthritis. Arthritis Rheum，44（3）：515-522.

Hoppeler H，2016. Molecular networks in skeletal muscle plasticity. J Exp Biol，219（Pt 2）：205-213.

Hunter DJ，Eckstein F，2009. Exercise and osteoarthritis. J Anat，214（2）：197-207.

Mullen SP，McAuley E，Satariano WA，et al，2012. Physical activity and functional limitations in older adults：the influence of self-efficacy and functional performance. J Gerontol B Psychol Sci Soc Sci，67（3）：354-361.

Nelson ME，Rejeski WJ，Blair SN，et al，2007. Physical activity and public health in older adults：recommendation from the American College of Sports Medicine and the American Heart Association. Med Sci Sports Exerc，39（8）：1435-1445.

Resnick B, Ory MG, Hora K, et al, 2008. A proposal for a new screening paradigm and tool called Exercise Assessment and Screening for You (EASY). J Aging Phys Act, 16 (2): 215-233.

Riebe D, Franklin BA, Thompson PD, et al, 2015. Updating ACSM's Recommendations for Exercise Preparticipation Health Screening. Med Sci Sports Exerc, 47 (11): 2473-2479.

Tang LH, Zwisler AD, Berg SK, et al, 2017. Is the cardiovascular response equivalent between a supervised center-based setting and a self-care home-based setting when rating of perceived exertion is used to guide aerobic exercise intensity during a cardiac rehabilitation program. Am J Phys Med Rehabil, 96 (6): 381-387.

Thompson PD, 2003. Exercise and physical activity in the prevention and treatment of atherosclerotic cardiovascular disease. Arterioscler Thromb Vasc Biol, 23 (8): 1319-1321.

Westcott WL, 2012. Resistance training is medicine: effects of strength training on health. Curr Sports Med Rep, 11 (4): 209-216.

第九章

家里有肌少症患者怎么办

前文已经介绍了肌少症的病因、筛查、诊断、预防和治疗的相关知识。我们知道肌少症在老年人中的发生率很高，而且对健康威胁很大。那么，如果家里有老年人患肌少症，应该如何应对呢？

一、家人疑似患有肌少症该怎么办

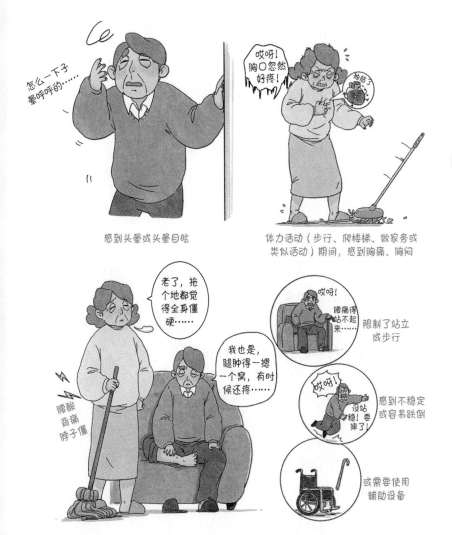

1. 带家人就诊

如果您发现自己或家人出现以下情况，请不要想当然地认为这是正常衰老的表现，此时应尽快就医。

✓ 不明原因的体重下降。在没有主动节食、接受手术，或发现糖尿病、甲状腺功能异常的情况下，半年内体重下降超过5%，如一个体重50千克的老年人，半年内体重下降超过2.5千克。

✓ 做先前熟悉的事情时变得困难，情绪低落、兴趣减退甚至退出社交活动。例如，以前喜欢聚会、打麻将、外出旅游等，现在却突然不做这些事情了，可能是因为本人意识到自己已经出现问题，担心亲朋好友发现。

✓ 反复跌倒（一年内发生2次及以上跌倒）。

✓ 行动迟缓或拧不开瓶盖。

✓ 反复发生肺炎。因为患肌少症的老年人容易出现吞咽功能障碍，进食饮水时容易呛咳和误吸，从而导致反复发生吸入性肺炎。

如果出现以上症状，可以采用本书第四章介绍的SARC-F问卷筛查家人的肌少症风险，并及时就医。

2. 早期诊断的好处

我们知道目前肌少症还没有特效药物，所以诊断和干预的时机越早，肌肉量和肌肉功能的维持和改善就越容易。因此，早诊断、早治极为重要！

✓　通过一系列检查，找出引起体力下降或乏力的原因。如果处于肌少症的前期阶段，医生会帮助患者尽早开始干预和治疗，从而减轻症状，预防肌少症并发症，帮助患者更好地保持独立生活能力，并提高生活质量。

✓　越早明确诊断，越能尽早帮助患者纠正错误的生活习惯和观念，有利于治疗肌少症。

✓　如果是其他疾病导致上述症状，也有利于及早识别和干预。

3. 找对医院和医生

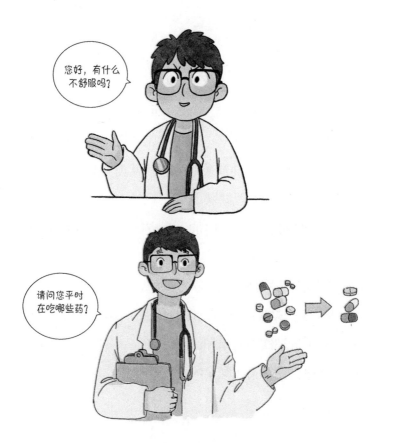

第一步就是要找到能够提供全面、专业诊断和治疗服务的医院和医生。由于医学界对肌少症的认识还处于起步阶段，目前我国大多数医院都没有开设肌少症门诊。您也许可以通过网络和其他渠道了解所在地医院是否已经开设肌少症门诊。

有经验的医生会全面评估患者的健康情况，积极寻找可能导致上述症状的原因，并不局限于肌少症。我们建议由以下学科的医学专家进行检查治疗。

- ✓ 老年病专家：擅长老年病和肌少症的诊断和治疗。
- ✓ 康复科专家：擅长肌肉评估、各种老年失能综合康复评估与干预。
- ✓ 营养科专家：擅长营养风险评估及营养支持和干预。

4. 就诊前的准备

医生能分配给每名患者的时间非常有限，所以就诊前最好准备充分，保证提供全面而准确的信息，从而有利于诊疗工作的开展。就诊前，您可能需要做以下准备工作。

- ✓ 列出目前正在使用的药物清单，包括处方药和非处方药。
- ✓ 列出过去和现在患有哪些疾病。
- ✓ 列出一张症状清单，说明什么时候开始出现何种症状。
- ✓ 列出近期饮食清单和饮食习惯。
- ✓ 列出您想要请教医生的重要问题。

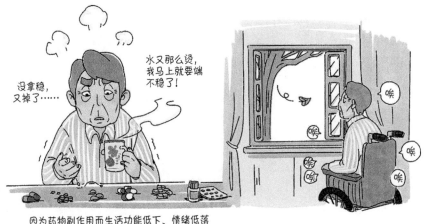

因为药物副作用而生活功能低下、情绪低落

5. 就诊时需要做什么

每一次就诊时，医生都会对患者进行一系列评估和检查。在条件允许的情况下，您可以和患者一起进入诊室，这样会让他感觉更放松。您也可以在一旁仔细倾听他是如何回答医生问题的，对于一些问题，您可以协助他给出答案。

医生也可能会问您一些患者的情况，不要因为害怕家人生病就选择性地回答问题，回答一定要真实客观，这样才能有助于医生准确判断。与医生保持良好沟通，能够帮助您和家人得到更专业的诊断、治疗和照护。

二、给肌少症患者一个安全舒适的家

跌倒是老年人居家的常见风险，尤其是患肌少症的老年人，跌倒风险更高。我们知道，老年人跌倒很容易造成严重后果，而老年人跌倒绝大多数发生在家里，尤其是洗手间。因此，对于肌少症患者（尤其是日常生活活动能力受损的重度肌少症患者）的家庭而言，应该考虑改造居家环境，构建一个安全舒适的家。

1. 如何打造居家环境——空间布局规划

（1）入户空间

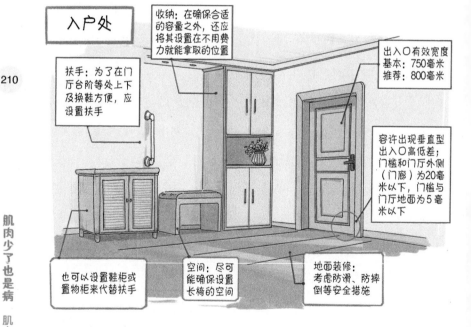

入户处

收纳：在确保合适的容量之外，还应将其设置在不用费力就能拿取的位置

扶手：为了在门厅台阶等处上下及换鞋方便，应设置扶手

出入口有效宽度
基本：750毫米
推荐：800毫米

容许出现垂直型出入口高低差；门槛和门厅外侧（门廊）为20毫米以下，门槛与门厅地面为5毫米以下

也可以设置鞋柜或置物柜来代替扶手

空间：尽可能确保设置长椅的空间

地面装修：考虑防滑、防摔倒等安全措施

肌少症老年人腿部力量弱，常常需要坐着换鞋，脚凳离鞋柜较远时，老年人取放鞋子费力

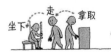

走　拿取
坐下

站起来真是很费力……

有条件时，将鞋柜与脚凳垂直摆放，让老年人伸手就能取放鞋子

鞋柜

坐下
拿取

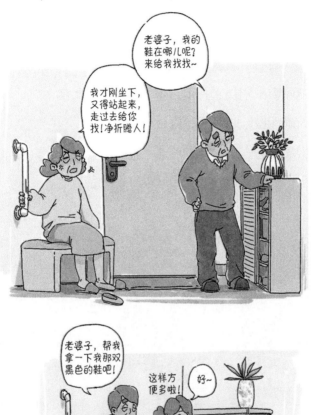

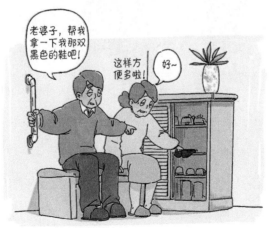

门厅是链接家庭和外界的空间，为了肌少症老年患者进出方便、安全，首先应该考虑门厅的安全性。布局建议如下。

- ✓ 尽可能与特定卧室设置于同一层内。
- ✓ 尽可能确保可设置椅子的空间。
- ✓ 如入口有台阶，尽可能采用无垂直型高低差的结构。
- ✓ 地面应采用被水打湿后也不会变滑的材质。
- ✓ 为确保换鞋时安全，应设置扶手。
- ✓ 增加照明，确保充分的亮度。
- ✓ 鞋柜应设置在不用费力就能拿取的位置。

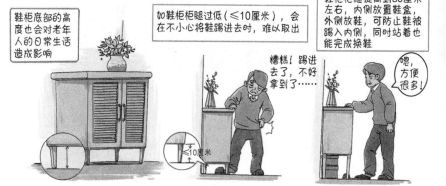

（2）走廊：为了保证老年人方便、安全地在室内移动，走廊的设置也非常重要。走廊布局建议如下。

- ✓ 应确保走廊有效宽度，保证一般步行或轮椅可以通过。
- ✓ 采用无垂直型高低差的结构。
- ✓ 使用防滑的地面材料。
- ✓ 在容易发生跌倒的地方尽可能设置扶手。
- ✓ 确保足够的亮度，避免地面昏暗。

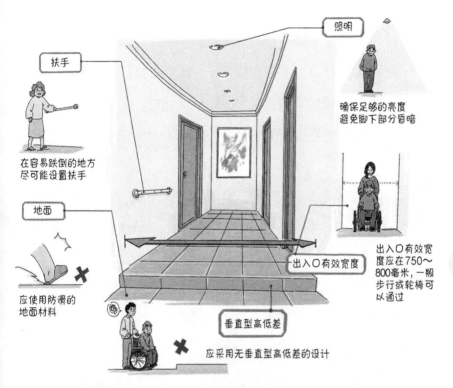

走廊

为了保证老年人方便、安全地在室内移动，走廊的设置也非常重要

照明

扶手

确保足够的亮度
避免脚下部分昏暗

在容易跌倒的地方
尽可能设置扶手

地面

出入口有效宽度应在750～800毫米，一般步行或轮椅可以通过

应使用防滑的
地面材料

出入口有效宽度

垂直型高低差

应采用无垂直型高低差的设计

（3）楼梯：对肌少症老年患者而言，楼梯对行动造成了很大阻碍，从楼梯上跌落下来的事件时常发生。因此，楼梯的安全性极为重要。楼梯布局建议如下。

✓ 踏板和台阶设计合理以避免使人绊倒。

✓ 设置高度合适的扶手。

✓ 应确保足够的亮度。

✓ 注意细节：楼梯踏板宽度最好在30厘米以上，踏板宽度不够会增加跌倒风险；踏板应采用防滑的材料，但需要注意防滑材料厚度要适宜，否则也有可能使人绊倒。如果台阶立面缩进深度太深，有可能使人在上楼时被绊倒；扶手尽可能在顶端向水平方向延伸20厘米以上，否则下楼时为了抓住扶手，身体会前倾，容易发生跌落事故；楼梯应设置多个照明灯或地灯，应考虑好亮度、角度和位置，确保老年人能够看清。

楼梯是最容易被忽略的地方，以下这些都可能增加跌倒风险

1. 踏板宽度不足

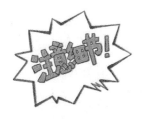

脚面无法完全落在台面上，会有跌倒的风险

2. 楼梯防滑材料过厚

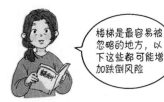

过厚的边缘可能使老人被绊倒

3. 灯光设计不全面

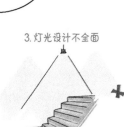

应设置多个光源保证亮度，同时考虑角度和位置，确保视线清晰

4. 台阶立面缩进深度

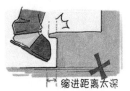

缩进距离太深

立面缩进太深，有可能在上楼时被绊倒

5. 扶手设计不合理

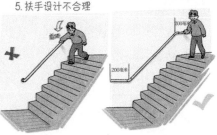

楼梯扶手应尽可能在两侧顶端向水平方向延伸200毫米以上，避免因向前探身抓握扶手发生跌落

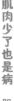

肌肉少了也是病　肌少症防治图解

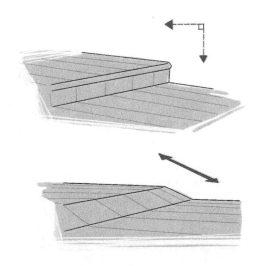

室内小高差可设缓坡过渡，卫生间、阳台处常存在小高差，是老年人发生跌倒的高危区域，可在此安装三角坡垫过渡高差

（4）卫生间：卫生间是每天都会被多次使用的空间。肌少症老年患者即使在身体机能下降的情况下，仍然希望能够一个人完成如厕。因此，使老年人安全地前往卫生间并完成如厕非常重要。卫生间布局建议如下。

✓ 与老年人的卧室设置于同一层。

✓ 应确保面积足够大，以便当老年人需要照护时他人可以方便协助。

✓ 地面采用无垂直型高低差的结构。

✓ 地面应采用防滑材料。

✓ 设置扶手，方便蹲站。

✓ 出入口宽度应能确保轮椅通行。

✓ 便器应采用坐便式。

- ✓ 使用推拉门或外开门。
- ✓ 确保亮度充足。
- ✓ 设置紧急呼救装置，呼救的开关应设置在便于操作的位置。
- ✓ 避免冬季温差大造成身体不适，应设置采暖设备。

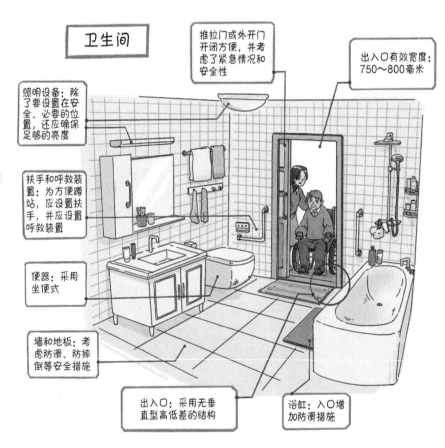

卫生间

推拉门或外开门开闭方便，并考虑了紧急情况和安全性

出入口有效宽度：750～800毫米

照明设备：除了要设置在安全、必要的位置，还应确保足够的亮度

扶手和呼救装置：为方便蹲站，应设置扶手，并应设置呼救装置

便器：采用坐便式

墙和地板：考虑防滑、防摔倒等安全措施

出入口：采用无垂直型高低差的结构

浴缸：入口增加防滑措施

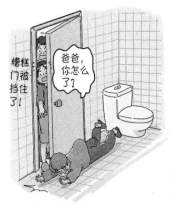

传统内开门可能在老人跌倒后被其身体挡住，导致出现紧急情况时难以及时提供救援

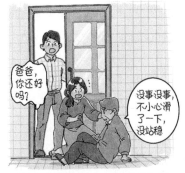

推拉门或外开门则可以解决这个问题

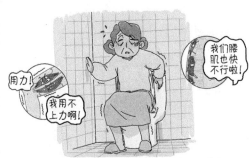

肌少症老年人往往腰、腿力量不足，使用坐便坐下或起身时，若两侧没有扶手，就会感觉吃力

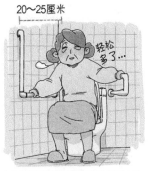

在坐便器两侧设置临墙"L"形扶手，竖向扶手应距离坐便器20～25厘米

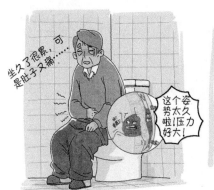

一些老年人如厕时间长，长时间保持坐姿，容易感到腰酸背痛

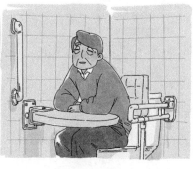

可在其前侧安装可以折叠的小桌板，有条件的可以安装小靠背，便于支撑

（5）浴室：浴室是老年人容易发生跌倒或溺水事故的空间。良好的沐浴环境能促进老年人清洁身体，使其精神状态焕然一新。在浴室规划阶段，应该考虑以下事项。

- ✓ 与老年人卧室设置于同一层。
- ✓ 应确保面积足够大，以便在老年人需要护理时，他人能够方便协助、护理。
- ✓ 出入口尽可能采取无垂直型高低差的结构。
- ✓ 地面采用防滑材料。
- ✓ 设置扶手，方便出入浴缸。
- ✓ 尽可能使用步入式淋浴，不宜用淋浴房。
- ✓ 出入口预留充分的宽度，确保轮椅能够通行。
- ✓ 选择一个安全、方便的浴缸。
- ✓ 确保充分的亮度。
- ✓ 设置紧急呼救装置，呼救的开关应设置在便于操作的位置。
- ✓ 避免冬季温差大造成身体不适，应设置采暖设备。

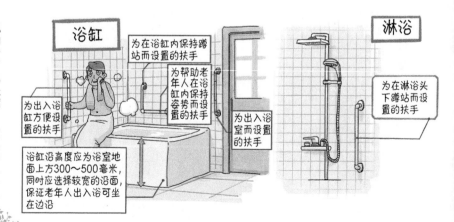

肌肉少了也是病　肌少症防治图解

淋浴方式的选择

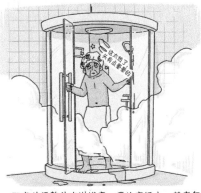

不宜使用整体式淋浴房，因为空间小，若老年人需要他人协助，不便于他人提供帮助，同时挡水坎也容易绊倒老年人

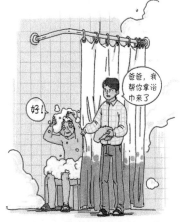

淋浴空间适合用浴帘分隔，便于老年人摆放浴凳，也方便家人护理老年人洗浴

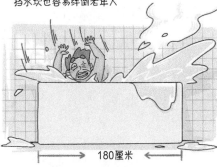

180厘米

一些老年人喜欢泡澡，但浴缸如果过长（如180厘米），会使老年人背后没有支撑，有溺水危险

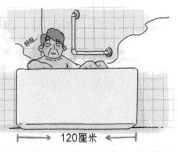

120厘米

浴缸长度为120厘米左右适宜，这样可以保证老年人稳定地坐在浴缸内泡澡，不用担心滑下去

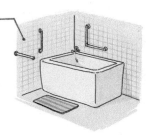

为保证老年人进出浴缸、坐下、起身的过程中可以随时扶握，保持身体平衡，应在浴缸周围设置连续的扶手，这可使其自由、安全地移动。步入式淋浴适用于所有老年人，可降低洗澡时滑倒的风险

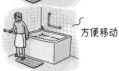

缓慢起身

跨越进出

方便移动

（6）厨房：厨房是做饭和收拾餐具的空间。厨房的设置除了要使做饭更轻松，还要考虑用火安全的问题。在厨房规划阶段，应该考虑以下事项。

- ✓ 地面采用无垂直型高低差的结构。
- ✓ 地面采用防滑材料。
- ✓ 在恰当的位置收纳，避免使用时以费力的姿势拿取餐具，可以考虑带电动升降功能的吊柜。
- ✓ 应选择带有安全装置的炊具，确保安全使用。
- ✓ 充分的照明。
- ✓ 设置燃气漏气检测设备、火灾报警器等设备。

（7）老年人的卧室：卧室是放松休憩的场所。为了使老年人舒适，应该考虑卧室的采光、通风、隔音等舒适性问题。同时，应该考虑到睡眠过程中可能发生的一些健康状态变化。对应这些问题需要考虑以下事项。

- ✓ 卧室与卫生间处于同一层，同时尽可能与其他日常生活空间处于同一层内。
- ✓ 为保证今后老年人需要护理时方便护理，应尽可能确保设置有余量的宽大空间。
- ✓ 地面采用无垂直型高低差的结构。
- ✓ 地面采用防滑材质。

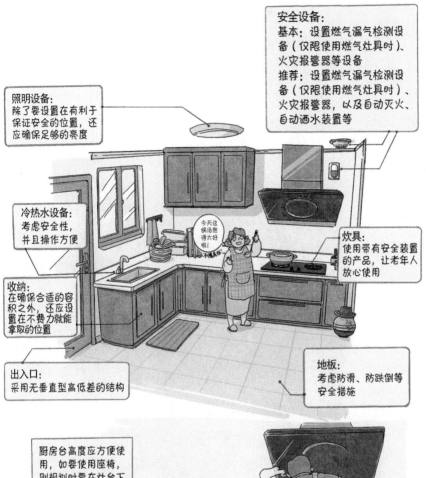

照明设备：
除了要设置在有利于
保证安全的位置，还
应确保足够的亮度

安全设备：
基本：设置燃气漏气检测设
备（仅限使用燃气灶具时）、
火灾报警器等设备
推荐：设置燃气漏气检测设
备（仅限使用燃气灶具时）、
火灾报警器，以及自动灭火、
自动洒水装置等

冷热水设备：
考虑安全性，
并且操作方便

炊具：
使用带有安全装置
的产品，让老年人
放心使用

收纳：
在确保合适的容
积之外，还应设
置在不费力就能
拿取的位置

出入口：
采用无垂直型高低差的结构

地板：
考虑防滑、防跌倒等
安全措施

厨房台高度应方便使
用，如要使用座椅，
则规划时要在灶台下
方留出空间

- ✓ 出入口的宽度应考虑到轮椅进出的需求。
- ✓ 门窗应开闭方便，考虑安全性。
- ✓ 在恰当的位置收纳，避免拿取被褥、衣物等时采取费力的姿势。
- ✓ 尽可能设置紧急呼救设备。
- ✓ 为了保持舒适的室温，应设置空调和采暖设备。

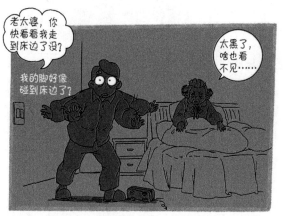

当卧室顶灯只有一处开关时，老年人就寝前需要关灯后走到床边，容易发生跌倒，有安全隐患

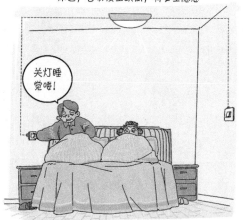

卧室顶灯最好设置双控开关，门侧和床头各有一个开关，方便老年人就寝时熄灯

（8）阳台：阳台是晾晒衣物、被子的功能性空间，也是老年人栽种花草和活动的场所。为确保老年人安全从室内出入阳台，应该注意以下事项。

✓ 地面采用防滑材料。

✓ 地面尽可能采用无垂直型高低差的结构。

✓ 在有可能发生跌倒的位置，应设置防跌倒扶手。

✓ 晾衣杆的高度在1.6米左右比较方便，太高，老年人晾晒衣物费力；太低，则晒被子会有不便，可选择滑动式晾衣杆或有电动升降功能的晾衣杆。

（9）其他居家设计细节

✓ 扶手：为了避免扶手挂住老年人的衣服使其绊倒，水平扶手的顶部应尽量弯向墙或地面一侧。

✓ 通道：通道拐弯处和房间出入口应预留轮椅转弯的空间。

✓ 水龙头：冷热水分开控制的水龙头可能会导致老年人烫伤，宜采用单控的混水龙头，操作简便，方便老年人调温。水龙头开关要便于操作，老年人手部力量下降，球形、旋钮式开关对腕力要求高，老年人操作不方便。宜选用便于操作的杆式或抬起式开关。

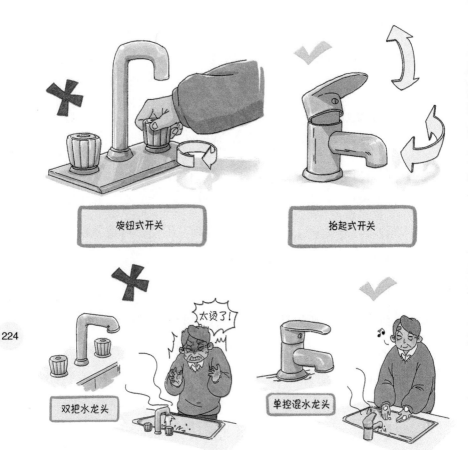

旋钮式开关

抬起式开关

双把水龙头

太烫了!

单控混水龙头

冷、热水分开控制的水龙头需要分别调适，有时冷、热调整不恰当会烫伤老年人

单控混水龙头使用简单，方便老年人调温，避免不必要的伤害

✓ 开关：宜采用易于识别、操作便捷的大按键面板。

✓ 高低差：室内小高差可设缓坡过渡，切忌垂直型高低差。前文在家居布局建议中反复提及的"无垂直型高低差"是指户内、户外高低差均为装修后5毫米以下。高低差基本尺寸的大致标准如下。

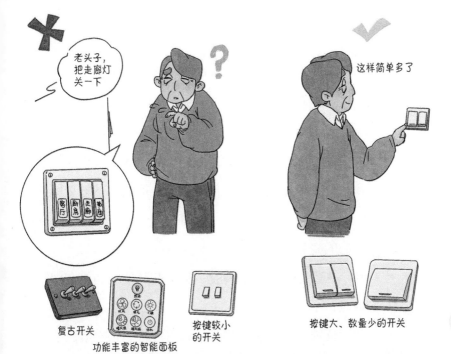

复古开关

功能丰富的智能面板

按键较小的开关

按键大、数量少的开关

225

老年人视力减弱，开关面板按键过小或过多都容易使老年人辨认不清或按不准；按键大、数量少的开关面板，采用单开或双开，方便识别、操作，有助于老年人轻松完成开关灯

- ◇ 5毫米：可判定为无垂直型高低差的上限，在实际生活中发生绊倒事故的可能性很小。
- ◇ 20毫米：护理轮椅可以通过的上限，自行式轮椅可以跨过的高度。
- ◇ 180毫米：能够步行的老年人不费力可以通过的高度。
- ◇ 250毫米：能够步行的老年人可以通过的高度上限，部分老年人可能需要借助扶手。
- ✓ 插座：插座高度不宜过低。
- ✓ 窗户：选择下方有固定扇的窗户，高度合适、进深合适。

2. 如何打造居家环境——日常生活规划

✓   对于日常使用的收纳空间，除了确保数量足够，还应特别注意设置位置，经常使用的收纳空间不能太高，也不能太低，要设置在方便取放的位置。太重的物品无法放入高处，但如果收纳的位置过低，取放时就要采取费力的姿势，也不方便。应尽量避免老年人取放物品时采取费力的姿势。

✓   老年人使用较频繁的沙发、椅子和其他物品放在固定的地点，不轻易改变位置。

✓   合理摆放家具和家居用品，将落地灯、杂志架、小茶几之类占据空间的小件物品移走，腾出更多的空间，保证经常走动的区域畅通无阻。

✓   确保家中的地面是防滑的，如果不是，尽可能换掉。

✓   如果家中铺着松动的小块地毯，尽量撤掉，以防跌倒。

老年人视觉退化，区分颜色的能力会下降。为解决这一问题您可以这样做：

✓   在门厅、房间、楼梯和浴室之间的过道区域增加光源，使整个家的光线明亮而均匀。如光线不均匀，有时会使老年人难以辨别方向和障碍物。

✓ 在卧室、过道和洗手间使用夜灯，防止意外发生。

✓ 将镜子安置于不会反光的地方。

✓ 用窗帘遮挡强烈的阳光。

✓ 不要使用暗色毯子，因为对于有视觉障碍的老年人来说，暗色毯子看起来像个洞。

✓ 增加各个房间的光照量。尽量确保墙角处或墙壁上没有阴影，避免老年人产生幻觉。

限制危险物品出现

肌少症患者早期往往还保留着日常活动和做家务的能力，但是切忌做超出能力范围的事情，否则可能导致自己或者他人受伤。另外，有些危险工具必须限制使用，以免发生意外。

✓ 不要使用锋利的刀具、锯子、电熨斗、搅拌机等。

✓ 如果使用小家电，尽量选择有自动关闭功能的小家电，如烤箱、微波炉等。

限制进入危险环境

✓ 阳台可以用铝合金或塑钢做成封闭式的，避免因为晾晒衣服或其他原因发生意外。

✓ 卧室和卫生间要安装可以从外面打开的双向门锁，以便发生意外时能及时得到支援。

三、肌少症患者的照护

患严重肌少症的老年人可能需要他人照护。家人学习一些照护知识是很有必要的，良好的照护会让患者感受到家人的支持和关爱，并使其生活质量得到明显提升。

1. 日常照护技巧

仔细观察

有效照护的第一步就是仔细观察患者，并记录他的生活习惯，具体如下。

- ✓ 通常几点起床？睡午觉吗？晚上什么时间睡觉？
- ✓ 习惯在一天中的什么时间吃早饭、午饭和晚饭？
- ✓ 最喜欢吃的饭菜是什么？最不喜欢吃的饭菜是什么？
- ✓ 在一天中吃水果和零食吗？
- ✓ 淋浴或盆浴吗？一天中喜欢在什么时间沐浴？一周沐浴多少次？
- ✓ 大小便能自理吗？需要帮助吗？
- ✓ 有什么兴趣爱好？
- ✓ 最喜欢谈论的事情是什么？
- ✓ 每天都散步或运动吗？通常在什么时间进行？

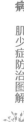

❖ 根据实际情况设计日常的活动

日常活动可以分为两类：一类是常规个人护理，如每天起床、穿衣、梳洗、吃饭、散步、个人卫生等；另一类是根据患者的能力和喜好，安排一些力所能及的家务。肌少症中期阶段的患者，虽然大部分时间还能自理，但做事情的能力可能明显下降，需要在他人的帮助下做一些简单易行的事情，培养良好的生活习惯。家人需要时常鼓励他，让他意识到自己是有能力的，而且是被需要的。

提供帮助时应不动声色地悄悄进行，以免打击患者的自尊心。如果必须要纠正患者的某个危险行为或习惯，请使用温和亲切的语言和支持的态度，千万不要让患者感觉自己无能或犯错误了。如果不是原则性问题，可按照患者的意愿。

另外，还需要为其安排一些社交活动。重度肌少症患者因肌肉功能下降和活动障碍导致出行困难，社交活动和情感表达将受影响，久而久之容易形成孤独感和自卑感，进而滋生心理健康问题，如焦虑、孤独、抑郁、人际关系紧张等，同时可能出现性格改变、恐惧和悲观的情绪。因此，不要让患者与世隔绝，应该时常带其参加老友聚会、走亲访友，或外出购物、就餐，保持和社会的接触。

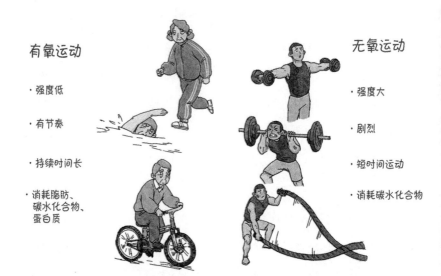

有氧运动

· 强度低

· 有节奏

· 持续时间长

· 消耗脂肪、
  碳水化合物、
  蛋白质

无氧运动

· 强度大

· 剧烈

· 短时间运动

· 消耗碳水化合物

前文已经谈到，运动对肌少症患者至关重要。肌少症老年患者由于肌肉功能下降，运动起来费力，因此多不愿意运动，这时需要有人鼓励他们，并选择其能够接受的方式引导他们参与日常活动和运动，如坚持有氧运动、抗阻运动和全身协调运动等，以改善肌肉质量、肌肉力量和躯体功能。运动过程中需要对其进行监督和帮助，以确保安全。有些运动可能患者第一遍会做，但第二遍就忘记怎么做或者不愿意做了。因此，还需要他人的提醒和鼓励。安排的运动应该适合患者当前的能力，并且符合其兴趣，这样有助于养成坚持运动的习惯。

2. 加强安全防范

除了运动过程中，日常生活中同样也需要加强安全防范，避免危险行为，如提装满开水的水瓶、爬很长的楼梯、在湿滑不平的路面行走等。因为肌量减少、肌力减弱、神经肌肉反射下降，某些日常活动可能不适合肌少症患者，如开车。

3. 疾病后期可能需要全面照护

肌少症发展到后期，患者可能出现行走困难、步态缓慢、四肢纤细无力、站立困难等失能表现，生活自理能力可能每况愈下，这个阶段肌少症患者非常依赖照护者，很多日常活动只能被动参与。此时安慰和共情很重要，即便他全然依赖照护者生活，也要让他感受到您会一直陪伴在他身旁。此阶段患者所有的日常生活（包括吃饭、沐浴、如厕）可能都需要您的帮助，您可以参考本章的小贴士来获得一些宝贵的经验和技巧。

4. 每日生活计划

根据您前期的观察和了解，为患肌少症的家人制订一份每日照护和活动计划吧！提前将每一天的活动都安排妥当，保持有条不紊的日常生活，可使患者更容易适应和配合。

您还可以使用下面的活动评估表，记录患者完成日常活动和康复运动的情况，如哪些活动是他乐于参加且完成得不错的；哪些活动是他的能力已经不足以完成的；哪些活动是他不喜欢甚至厌烦的。这份活动评估表会帮助您及时观察他的表现，总结经验，从而更好地规划未来的日常活动。

活动评估表

活动时间	活动内容	完成情况	患者的反应

💡 照护·小·贴士

下文分享了一些日常生活照护的经验和技巧。

1. 穿衣：选择合适的衣服

帮助患者维持整洁的外表可以让其生活得更有尊严。您可以参照以下建议帮助他完成穿衣服这一日常活动。

（1）简化他对衣服的选择。每个季节您可以事先搭配好2套或3套衣服供他选择，这样每天穿什么对他来说就容易多了，不会因为面临复杂的选择而焦虑不安。

肌肉少了也是病　肌少症防治图解

（2）如果他喜欢反复穿同一件衣服，那就多买些相同或相似的衣服，以便衣服脏了换洗时，他依然可以穿自己喜欢的衣服。

（3）为他准备舒适简单且穿脱方便的衣服和鞋子。上衣最好是正面的开衫，因为开衫比套头的衣服更容易穿；裤子最好是松紧带的；鞋子不仅要合适，而且一定要防滑，以防跌倒受伤。

（4）选择材质安全的纯棉衣物，购买时需检查衣物是否合身，穿起来是否舒服；避免衣服不合身而限制关节活动，或引起瘙痒不适。

（5）只要他还能自己穿衣服，您在一旁提醒或协助即可，不要替他穿衣服、系扣子等，否则会让患者感觉自己很没用，能力也会衰退得更快。

2. 刷牙：容易被忽视的口腔保健

口腔健康是保证充分营养摄入的基础，但容易被忽视。您可以参照以下建议来帮助患者做好口腔保健：

（1）帮助他早晚刷牙或清洗义齿，饭后要漱口。

（2）如果患者未因其他疾病而必须进流食，那么您每天为他准备的食物中应该有需要咀嚼的东西，这样才能维持口腔和牙齿的功能。

（3）即使疾病后期长期卧床，也需要每日保持口腔清洁。可以用棉签或镊子夹住棉球，浸湿生理盐水或漱口液后依次清洗牙齿或牙龈。

（4）建议您定期带他看牙医，向牙医咨询适合的口腔护理方法。

3. 吃饭：重视膳食营养

对于患肌少症的老年人而言，合理膳食和充足营养是治疗的基石。您可以这样做：

（1）到正规医院对患者进行营养不良风险或营养风险评估，适当增加蛋白质的摄入，可以根据营养科医生开具的膳食处方设定一日三餐，不要随意调整。

（2）每天在固定的时间用餐，形成规律，养成习惯。

（3）创造一个安静的就餐环境，餐桌的布置尽量简单，只放吃饭需要的餐具。关掉电视机等娱乐设备，尽量避免干扰。

（4）有时老年人难以判断食物或饮料是否太烫或太凉，您需要替他判断食物的温度是否合适。

（5）选择食物要灵活，避免长期选择单一食物导致患者厌食、食欲降低和营养失衡。

（6）如果平时进食或饮水时有呛咳现象，需要及时就医，进行吞咽功能评估和干预，避免发生吸入性肺炎和其他更严重的后果。

（7）家人一起用餐可以激发患者食欲和增加摄入量。

（8）预留充足的吃饭时间，并提醒患者细嚼慢咽。

（9）如果患者自己吃饭有困难，要帮助他最大程度发挥自身能力。例如，筷子用不好时可以换成勺子。

（10）经常清理冰箱，把过期的食物扔掉。

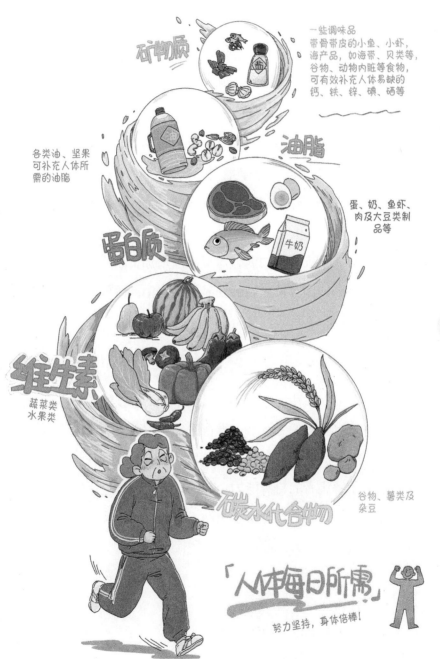

4. 散步和运动

运动对肌少症老年患者而言至关重要，您需要注意以下问题。

（1）到正规医院对老年人进行肌肉质量、肌肉力量及身体功能评估，由康复科医生根据检查结果制订个体化运动方案。

（2）尽量抽时间陪患者参加医生建议的有氧运动、抗阻运动和全身协调运动，如坐位抬腿、拉弹力带、靠墙蹲等，这些运动能有效改善肌肉质量、肌肉力量和躯体功能。此外，鼓励患者多参加户外活动（如散步）。

（3）运动要安排在白天，这样可以增加日晒的时间。如果晚上出去散步，周围环境黑暗会使其感到害怕，还可能因为光线原因而增加跌倒的风险。

5. 沐浴

沐浴是照护肌少症老年患者过程中经常遇到的挑战。由于体力受限，患者常不愿意沐浴，觉得这是件不愉快的事情，还可能因为隐私问题拒绝他人帮助。这里我们给出一些建议：

（1）了解患者的自身能力：鼓励患者尽量自己沐浴，但是要做好充分准备，在必要时给予帮助。您需要仔细观察，评估患者是否具备以下几方面的能力，并给予相应的帮助。

✓ 视物是否清晰。

✓ 能否保持平衡。

✓ 是否能伸出并伸展手臂。

✓ 是否还记得沐浴的步骤。

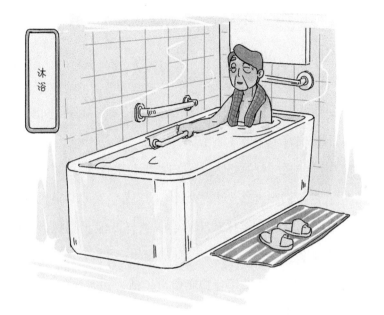

沐浴

✓ 是否还能感受水温。

（2）创造一个安全的沐浴环境

✓ 设置合适的水温，以免烫伤或过凉。

✓ 在浴缸或者淋浴房的地面放置防滑垫。

✓ 安装扶手，并使用可以调节高度的浴凳。

✓ 确保浴室地板没有积水。

✓ 无论淋浴还是盆浴，加装一个手持式喷头，因为固定喷头无法调整水流方向，很容易将水冲到眼、鼻腔或耳内，引起不适。

✓ 请将喷头的水流调整到温和喷射的状态，不要让水流太强劲。

（3）提前准备好浴室里的物品

✓　提前准备好沐浴用品，如毛巾、香皂等。

✓　确保浴室温度适宜。

✓　确保患者可以容易地拿到沐浴用品。

✓　即使沐浴不能自理，也尽量让患者参与其中，如您可以让其拿着毛巾或沐浴液。

✓　尽量让同性别的亲人或照护者帮助患者沐浴。

✓　始终保护患者尊严和隐私，让其感觉舒适。当患者没有穿衣服时，用浴巾包裹全身，这样既保护隐私，也给予其安全感。

✓　如果浴室内的镜子让患者觉得不适，请遮住镜子。

（4）洗浴过程

✓　固定沐浴时间。如果一直是早晨沐浴，换到晚上就会让患者不适。

✓　坐着洗浴更为安全。

✓　使用手持喷头帮助患者洗浴时，注意不要迎面冲水，避免呛咳，也尽量不要让水冲到患者耳内或眼内。

✓　检查患者全身是否有残留的浴液。

✓　简化洗浴过程，缩短洗浴时间。

（5）浴后照护

✓　检查患者身上有无皮肤问题，如干燥、过敏、皮疹、伤口等。

✓　擦干身体，并穿上干净的衣服。

✓ 老年人的皮肤可能非常敏感，避免使劲擦拭。

✓ 擦干足趾间的水。

✓ 使用润肤乳保持皮肤滋润。

✓ 注意保持皮肤褶皱处干爽。

6. 大小便管理

部分患者在疾病后期可能会出现大小便失禁，此时对大小便的管理就成为日常照护中的棘手问题。您可能需要老年科医生的帮助，寻找是否有导致大小便失禁的其他原因。

（1）找出原因：肌少症本身不会导致大小便失禁，但很多老年人是因为行动不便而无法及时如厕，也有可能因其他疾病（如前列腺增生或肛门括约肌松弛等）所致，因此需要在医生的帮助下积极寻找病因。

（2）善意提醒、给予支持：鼓励患者及时提出如厕的需求，并确保到卫生间的通道顺畅且光线充足。还要注意观察患者的身体语言和表情，如坐立不安、踱来踱去、突然沉默、躲在角落里，这些细节都提示他可能需要如厕。您可以善意提醒他，但要尊重他的隐私，帮助他维护自尊心。如果大小便失禁问题很严重，您可以考虑使用成人纸尿裤等，但要注意及时更换。

（3）监测大小便：设定一个如厕时间表，并将容易发生如厕的时间记录下来，尽可能在这些时间前提醒他如厕。

（胡晓宜 林 静）

参考文献

财团法人，2016. 老年住宅设计手册. 刘东卫，阎英俊，译. 北京：中国建筑工业出版社.

洪立，王华丽，2014. 聪明的照护者. 北京：北京大学医学出版社.

胡怡香，2019. 老年骨质疏松合并肌少症病人害怕跌倒的研究进展. 全科护理杂志，17（11）：1325-1328.

娄义姣，王安素，马炎，2021. 肌少症共识解读及研究现状. 全科护理杂志，19（30）：4196-4200.

赵清水，2021. 肌肉太少，也是病. 大众健康，（10）：92-93.

周燕珉，马笑笑，2017. 漫画老年家装. 北京：中国建筑工业出版社.

肌肉少了也是病

肌少症防治图解

第十章

哪些药膳有助于防治肌少症

前面九章我们从现代医学的角度详细介绍了肌少症的病因、筛查、诊断、预防、治疗等内容。那么，传统中医是如何认识肌少症的呢？有哪些药膳可以帮助我们防治肌少症？阅读完本章您就知道答案啦！

一、传统中医如何认识肌少症

1. 肌少症的中医病名

中医理论中并没有"肌少症"这一病名，要谈中医对肌少症的认识，需要从中医对肌肉的定义和功能认知说起。首先，中医理论认为，人体的"肉"包含外层的"白肉"，内层的"赤肉"，赤白相分，界限分明，所以又称为"分肉"，这包含了现代解剖层面的肌肉、皮下脂肪组织等，说明古代中医对肌肉有初步的感性认知。其次，中医认为肌肉主要有两大功能：①肌肉分布于骨骼和筋膜外层，有保护骨关节与体内器官的屏障作用。中医理论中将肌肉与皮肤的纹理合称为腠理，可流通气血，渗泄液体，有抵御外邪内侵、防止诱发风寒的功能。②肌肉主司运动，身体活动依赖肌肉、筋膜、骨骼的相互配合，肌肉通过收缩调节动作的弛张。随着年龄增长，老年人皮肤松弛，且伴随着肌肉衰减，于外无法抵御风寒，于内肌肉数量不足，导致机体活动能力下降，表现为动作迟缓、容易跌倒。

从中医对"肉"的生成养护这一角度来看，早在《黄帝内经》中就提出："脾主身之肌肉。"肌肉的生理功能与脾的运化有密切联系，而脾的运化类似于现代医学中的消化吸收，将营养物质供给肌肉，确保其数量和功能正常。所以按照中医理论，肌肉的增减与脾胃是否调和有着密切联系。如果脾脏功能出现问题，那么肌肉无法得到营养，就会出现相应的病症，如中医的"痿症"。《黄帝内经》中设有痿证专篇，将痿症分为五类，分别为痿躄、脉痿、筋痿、肉痿、骨痿，其中以"肌肉濡渍，痹而不仁"为特点的"肉痿"类似于"肌少症"。

2. 肌少症的中医病机

基于《黄帝内经》的"脾主肌肉"理论可知，如果脾胃不和，必然会导致肌肉功能异常。《脾胃论》指出："脾胃俱旺，则能食而肥。脾胃俱虚，则不能食而瘦。"《素问》指出："脾主身之肌肉……脾气热，则胃干而渴。肌肉不仁，发为肉痿……脾病者，身重，善肌肉痿。"因此，如果脾胃功能完好，营养物质可用于滋养肌肉，使得肌肉健硕有力；相反，如果脾胃功能受损，肌肉的形态和功能也难以维持，进一步发展则会成为肌少症。

二、"药食同源"/"药食两用"——有助于预防肌少症的食材

1. 什么是"药食同源"/"药食两用"

众所周知，中医治病最主要的手段是中药和针灸。中药多为天然药物，包括植物、动物和矿物，而可供人类饮食的食物，同样来源于自然界的动植物，中药和食物的来源是相同的，因此称作"药食同源"。其中，部分只能用来治病，称为药物；另一些只能供饮食之用，称为食物；还有一部分既有治病的作用，也能供饮食之用，称为"药食两用"，如橘子、粳米、赤小豆、龙眼肉、山楂、乌梅、核桃、杏仁、饴糖、山药、枸杞、枣、南瓜子、蜂蜜等，它们既属于中药，有良好的治病疗效，又是大家经常吃的可口食物。

中药与食物的共同点是都可以用来防治疾病。它们的不同点在于，中药的治疗药效强，也就是人们常说的"药劲大"，用药正确时，效果突出，而用药不当时，也容易出现较明显的副作用；而食物的治疗效果不及中药突出和迅速，但是食补效果温和。

药物虽然作用强，但一般不会经常应用，食物虽然作用弱，但我们每天离不了。我们的日常饮食，除供应必需的营养物质外，还会因不同食物的特性或多或少地对身体平衡和生理功能产生有

利或不利的影响，日积月累，这种影响可能变得非常显著。从这个意义上讲，食物也可能产生并不亚于中药的作用。因此正确合理地调配饮食，坚持下去，可能会起到药物所不能达到的效果。

2. 有助于预防肌少症的食物

一方面，预防肌少症可进食具有滋补、增力等功效的食物。例如：①增肌类食物，如牛羊肉；②"肥人"类食物（可改善瘦人体质，强身壮体），如小麦、粳米、酸枣仁、葡萄、藕、山药、黑芝麻、牛肉；③增力类食物（可健力、善走），如荞麦、大麦、桑葚、榛子；④强筋骨类食物（可强健体质，包括筋骨、肌肉及体力），如栗子、酸枣仁、黄鳝；⑤补气类食物（用于气虚病症），如粳米、糯米、小米、黄米、大麦、山药、莜麦、籼米、马铃薯、大枣、胡萝卜、香菇、豆腐、鸡肉、鹅肉、鹌鹑肉、牛肉、兔肉、青鱼、鲢鱼；⑥补血类食物（用于血虚病症），如桑葚、荔枝、松子、黑木耳、菠菜、胡萝卜、猪肉、羊肉、牛肉、甲鱼、海参、草鱼。

另一方面，预防肌少症还可以从调理脾胃入手，通过食用健脾类食物确保水谷精微可滋养肌肉，以预防肌少症。①健脾和胃类食物，如南瓜、包心菜、芋头、猪肚、牛奶、芒果、柚子、木瓜、栗子、大枣、粳米、糯米、扁豆、玉米、无花果、胡萝卜、山药、鸭肉、香菜；②健脾化湿类食物，如薏苡仁、蚕豆、香椿、大头菜。

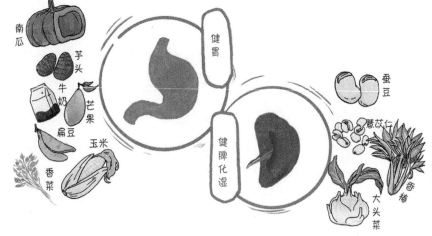

牛肉
粳米
山药
莲藕
黑芝麻
葡萄
马铃薯
胡萝卜
香菇
补气
草鱼
鹅肉
鸡肉
松子
益血
猪肉
黑木耳
荔枝
菠菜
海参

改善瘦人体质，强身壮体

增肌
增力
强健筋骨

牛羊肉
大麦
荞麦
桑葚
榛子
酸枣仁
栗子

南瓜
芋头
牛奶
芒果
扁豆
玉米
香菜

健胃
健脾化湿

蚕豆
薏苡仁
茴香
大头菜

三、有助于防治肌少症的药膳

1. 肌少症的中医食疗防治思路

肌少症与老年人营养缺乏相关，其防治与饮食密切相关，补充营养预防肌少症是老年人膳食的核心内涵和重要手段。中医食疗作为一种综合的饮食健康管理手段，可以帮助临床更好地防治肌少症。

在研究肌少症的防治措施时，应结合老年人体质制订食疗防治策略。老年人脏腑的虚衰会影响老年人的进食，如脾胃虚衰，饮食水谷不能被消化吸收，人体所需要的营养得不到及时补充，便会影响机体健康。中医认为合理的饮食养生是维持老年人健康和长寿的根本，应当审慎调摄饮食，以求祛病延年。防治肌少症应遵循"调脾胃、补正气、安脏腑、养气血"的整体思路，还可以结合中医食疗的整体性原则，辨证施食，脾胃为本，防治并重，以防为主。

➕ 以食为主，注重脾胃

食疗的关键是饮食，而中医饮食理论的核心在于脾胃。中医食疗防治应主要从调理脾胃入手，首先要防食伤脾胃，遵循饮食定量、定时的食疗原则，不可暴饮暴食，预防各类脾胃病症；其次要考虑运化吸收的过程，强化脾胃功能，促进营养吸收。

✚ 饮食适宜，保证营养

饮食的选择和应用是食疗食养的基础，中医理论中将食物性味分为酸、咸、苦、甘、辛五类，五味对人的作用不尽相同，防治肌少症应做到五味适宜。《素问》认为五味调和，饮食有度，才能益气健脾，滋养四肢肌肉，要做到这一点就要结合现代营养学，遵循食物多样性原则，选择适宜的食物，保证营养需求，避免出现营养不良风险。

✚ 因人顺势，辨体质论饮食

食疗应根据患病人群的年龄、体质特征因人顺势而定，要注意食疗人群年龄应具有针对性，肌少症患者多为中老年人，多为脾胃虚弱的体质；饮食的设计要适应老年人消化器官功能伴随老化进程逐渐减退等特点，符合老年人胃肠功能的适应性。

2. 防治肌少症的药膳

很多药膳有益于防治肌少症。切记药膳需要根据个人体质辨体质论饮食，因人用膳，切不可盲目套用这些药膳食谱，这里仅举两例。

✚ 补中益气汤

肌少症的发病基础为正气不足，脾胃、气血虚弱是重要因素，补中益气汤具有补中益气、升阳举陷的功效。临床常用于治疗内脏下垂、慢性胃肠炎、慢性菌痢、脱肛、重症肌无力、乳糜尿、慢性肝炎等；组成：黄芪15g、人参（党参）15g、白术10g、炙甘草15g、当归10g、陈皮6g、升麻6g、柴胡12g、生姜9片、大枣6枚。方中黄芪味甘微温，入脾肺经，补中益气，升阳固表，故为君药。配伍人参、炙甘草、白术，补气健脾为臣药。当归养血和营，协人参、黄芪补气养血；陈皮理气和胃，使诸药补而不滞，共为佐药。少量升麻、柴胡升阳举陷，协助君药以升提下陷之中气，共为佐使。炙甘草调和诸药为使药。

✚ 八珍汤

老年肌少症的中医疗法应基于健脾养胃、气血双补的原则。八珍汤具有健脾益气、气血双补的功效，任璇璇等研究表明，八珍汤含有丰富的微量元素、氨基酸、磷脂、维生素、还原糖、甘草酸、叶酸和芍药苷等活性成分，不仅能够有效提高机体免疫力，而且具有调节神经功能、改善记忆力、增强体力和延缓衰老的作用。八珍汤组方：人参、白术、白茯苓、当归、川芎、白芍、熟地黄、炙甘草各30g。方中人参与熟地相配，益气养血，共为君药。白术、茯苓健脾渗湿，助人参益气补脾。当归、白芍养血和营，助熟地滋养心肝，均为臣药。川芎为佐，活血行气，使地、归、芍补而不滞。炙甘草为使，益气和中，调和诸药。全方八药，实为四君子汤和四物汤的复方。用法中加入姜、枣为引，调和脾胃，以资生化气血，亦为佐使之用。

♀ 中医药膳·小贴士

1. 什么是药膳

中国传统医学十分重视饮食调养与健康长寿的辩证关系，药膳是将食物与药物配伍制成膳食达到养生防治疾病的作用。中医学在长期的医疗实践中积累了宝贵的药膳食疗保健经验，形成了独特的理论体系，因而药膳学是中医学的重要组成部分。

现代中医药膳在总结前人经验的基础上，吸取现代科学理论，独具特色。

其一，总结应用前人的经验而不泥于古，以中医理论为指导，以中医的阴阳五行、脏腑理论、中药药性及配伍等理论为指导配制药膳，长期以来已形成了一套较为系统的理论体系。例如，遵循中药药性的归经理论，强调"酸入肝、苦入心、甘入脾、辛入肺、咸入肾"；提倡辨证用药，因人施膳，因时施膳。

其二，注重中药与饮食相结合，药膳除了具有鲜明的中医特色外，还具有食物的一般特点，强调色、香、味、形，注重营养价值。

其三，药膳是一种特殊的食品，在烹制方法上也有其特点，除了一般的食物烹制方法外，还要根据中药炮制理论进行原料的处理。

2. 选择药膳时应该遵循哪些原则

药膳多用以养身防病，起效慢，重在"养"与"防"。药膳在保健、养生、康复中有很重要的地位，但不能代替药物疗法。应用药膳时应该遵循以下原则。

因证用膳

中医讲究辨证施治，药膳的应用也应在辨证的基础上选料配伍，如血虚的患者多选用补血的食物如大枣、花生，阴虚的患者多选用枸杞、百合等。只有因证用料，才能发挥药膳的保健作用。

因时而异

中医认为，人与日月相应，人的脏腑气血的运行和自然界的气候变化密切相关。"用寒远寒，用热远热"，意思是在采用性质寒凉的药物时，应避开寒冷的冬天，而采用性质温热的药物时，应避开炎热的夏天。这一观点同样适用于药膳。

因人用膳

人的体质、年龄不同，应用药膳时也应有所差别，小儿体质娇嫩，选择原料不宜大寒大热；老年人多肝肾不足，用药不宜温燥；孕妇恐动胎气，不宜用活血化瘀之品。这些都是在药膳中应注意的。

因地而异

不同的地区，气候条件、生活习惯有一定差异，人体生理活动和病理变化亦有所不同，有的地处潮湿，饮食多温燥辛辣，有的地处寒冷，饮食多热而滋腻，在药膳选料时也遵循同样的道理。

（辛　宝）

参考文献

戴娜，何兰，胡晶，等，2018."脾主肌肉"的理论探讨及其临床意义.中医杂志，59（2）：95-99.

梁清月，王仲，刘戎，等，2019.加减八珍汤联合营养支持治疗老年骨骼肌减少症疗效观察.中国中西医结合杂志，39（7）：821-825.

刘晓亭，于睿，张欢，2016.从脾胃论治肌肉衰减综合征之机理探讨.辽宁中医杂志，43（2）：281-283.

毛智慧，刘晓亭，孙晓婷，等，2017.刘晓亭运用"脾主肌肉四肢"理论治疗老年肌肉衰减综合征思路浅析.辽宁中医杂志，44（7）：1407-1409.

王冰清，章联欢，冯梦雪，等，2021.基于《金匮要略》虚劳理论探讨肌少症的辨治.浙江中西医结合杂志，31（6）：579-580.

谢静，2014.基于脾胃学说的饮食养生理论研究.济南：山东中医药大学.

辛宝，胡雯，钱文文，等，2021.传统食养对适老食品发展的启示.西部中医药，34（7）：82-84.